Karsten Klemz

Risikofaktor Nachtarbeit

Soziale Ausgrenzung, „Burnout" und Übergewicht

Bachelor + Master
Publishing

Klemz, Karsten: Risikofaktor Nachtarbeit. Soziale Ausgrenzung, „Burnout" und Übergewicht, Hamburg, Diplomica Verlag GmbH 2012
Originaltitel der Abschlussarbeit: Analyse gesundheitlicher Auswirkungen von Wechselschicht und Nachtdienst auf das Pflegepersonal im Krankenhaus: Empirische Untersuchung am Beispiel der Fachabteilungen Anästhesie und Intensivmedizin

ISBN: 978-3-86341-378-1
Druck: Bachelor + Master Publishing, ein Imprint der Diplomica® Verlag GmbH, Hamburg, 2012
Zugl. Hochschule Magdeburg-Stendal, Magdeburg, Deutschland, Bachelorarbeit, Oktober 2010

Bibliografische Information der Deutschen Nationalbibliothek:
Die Deutsche Nationalbibliothek verzeichnet diese Publikation in der Deutschen Nationalbibliografie; detaillierte bibliografische Daten sind im Internet über http://dnb.d-nb.de abrufbar.

Die digitale Ausgabe (eBook-Ausgabe) dieses Titels trägt die ISBN 978-3-86341-878-6 und kann über den Handel oder den Verlag bezogen werden.

Inhaltsverzeichnis

Abbildungsverzeichnis

1. Einleitung / Problemstellung

Seit Beginn der Industrialisierung im 20. Jahrhundert hat sich die Schicht- und Nachtarbeit durch die technologischen, sozialen und wirtschaftlichen Zwänge im Berufsalltag etabliert. Im gegenwärtigen Zeitalter führen vor allem die 24 Stunden-Dienstleistungen zu einer Zunahme der Schicht- und Nachtarbeit (Deutsche Gesellschaft für Arbeitsmedizin und Umweltmedizin e. V., DGAUM, 2008). Obwohl die Arbeitsformen eine schnelle Entwicklung nehmen, hängen die Arbeitszeitstrukturen hinterher. Besonders die Doppelbelastung von bezahlter Tätigkeit und Haushalt wird nur geringfügig durch angepasste Arbeitszeiten subventioniert (Wüthrich, 2003). Jeder fünfte Arbeiter oder Angestellte ist im Nachtdienst, bzw. in Wechselschicht tätig und die Tendenz ist steigend. In den Jahren 1995-2000 war eine jährliche Zunahme von etwa 5% zu verzeichnen. Für viele der im Schichtdienst Tätigen ist diese Tatsache zur Normalität geworden. Gleichwohl würde ein Viertel diese Dienstform gerne aufgeben und weitere 23% weniger in der selbigen arbeiten (Verdi, 2009, Gesund arbeiten-gut leben mit Schichtarbeit). Laut Statistischem Bundesamt (2005) arbeiteten im ersten Quartal 2004 49% der erwerbstätigen Bevölkerung in Deutschland ständig, regelmäßig oder gelegentlich am Wochenende, bzw. in Nacht- oder Wechselschicht. Die unterschiedlichen Berufsgruppen aus Industrie und Wirtschaft sind sehr heterogen von Nacht- und Schichtarbeit betroffen. Dabei sind die Gesundheitsberufe (40%) zusammen mit den Fertigungsberufen (43%) am stärksten vertreten. Aktuelle Zahlen belegen, dass 17 Millionen Erwerbstätige in Wechselschicht arbeiten und davon allein 1,9 Millionen Männer und 600.000 Frauen in Nachtarbeit (IPA-Journal, 3/2009). Da die innere biologische Uhr einen Schlafrhythmus vorgibt, wird in der Zeit von 23.00-7.00 Uhr gegen diesen inneren Mechanismus gearbeitet. Subjektiv mag es unterschiedlich empfunden werden, dennoch kann Nachtarbeit nicht zur Gewohnheit werden, oder gar der Schlaf auf Vorrat erfolgen. Frauen scheinen etwaige Belastungen individuell für sich nicht so erschöpfend zu empfinden, wie die Männer. Während von ihnen nur ein Viertel die Dienstform Schichtarbeit als kompromittierend angibt, sind es bei den Männern über 50 %. In der Umkehrung sehen nur 30% der Männer und über die Hälfte der Frauen die Schichtarbeit nicht als Ballast an (Kröpelin 2009).

Der gestörte Rhythmus und der zeitlich geminderte, qualitativ schlechtere Schlaf führen zu einer Menge gesundheitlicher Beeinträchtigungen. Begleitet werden diese von einem gesteigerten Unfallrisiko und sozialer Ausgrenzung.

Zu den unspezifischen Anzeichen dieser Beeinträchtigungen können Nervosität, Konzentrationsschwäche, vorzeitige Ermüdung, Appetitlosigkeit und Magenbeschwerden zählen. Verschiedene epidemiologische Studien geben Anhaltspunkte für die ursächliche Beteiligung von Schichtarbeit an Kreislauferkrankungen sowie psychischen Störungen. Als zusätzlich prägende Faktoren sollten aber auch der soziale und familiäre Status, sowie die damit verbundenen Einflussgrößen Übergewicht und Rauchen Beachtung finden (IPA-Journal, 3/2009). Das die innere Uhr mehr bestimmt als nur den Wach- und Schlafrhythmus fanden Chronobiologen der Charité Berlin heraus, die in Tierversuchen mit Mäusen zahlreiche Indizien für den Einfluss auf die Nahrungsverwertung und Appetitgröße fanden. Seit 2007 ist eine weitere Gesundheitsgefährdung durch Nacht-und Schichtarbeit in die Schlagzeilen gekommen. Durch die internationale Agentur für Krebsforschung (IARC) wurde Schichtarbeit als wahrscheinlich krebserregend eingestuft. Auch Schernhammer et.al (2001) bescheinigten im rotierenden Nachdienst arbeitenden Frauen ein erhöhtes Krebsrisiko, welches nach 30 Berufsjahren als statistisch bewiesen galt. 2003 konnte die gleiche Autorengruppe für vorwiegend im Nachdienst tätige Krankenschwestern ein erhöhtes Darmkrebsrisiko belegen. Das Europaparlament fordert deshalb aus präventiven Gründen das generelle Nachtarbeitsverbot (Klug et.al, 2008). Dennoch ist und bleibt Nacht- und Schichtarbeit gerade in Gesundheit- und Sozialberufen unverzichtbar, da solche speziellen Dienstleistungen rund um die Uhr notwendig sind und abrufbar sein müssen (Schambortski, Wilhelm, 2008). Seit 01.01.1996 müssen auch in Einrichtungen des Gesundheitswesens die Vorgaben des Arbeitsschutzgesetzes verwirklicht werden. Eine diesbezüglich durchgeführte demoskopische Untersuchung von 295 Krankenhäusern in Nordrheinwestfalen zeigte in 4 von 5 untersuchten Kliniken eine 7 Tage und länger dauernde Nachtschichtfolge als Regelfall. Zehnstündige Nachtschichten konnten in 2 von 5 Krankenhäusern als gängig verifiziert werden. Die Aufeinanderfolge von Nachdiensten sollte deshalb nach arbeitswissenschaftlichen Erkenntnissen auf 4 begrenzt werden.

Das Essener Alfred Krupp Krankenhaus führte von 1997-1999 ein Projekt zur Arbeitszeitgestaltung durch. Arbeitszeit wurde hier als eine der wesentlichen Belastungen hervorgehoben. Überstunden, kurze Wechsel als auch Wochenend- und Schichtarbeit werden von den Pflegekräften als belastend und teilweise ursächlich für die Berufsaufgabe genannt (Scesny, Hellert, 1998).

Auf diese grundlegenden Feststellungen aufbauend, sollen in der vorliegenden Arbeit die gesundheitlichen Beeinträchtigungen, das Morbiditäts- und Unfallgeschehen sowie das veränderte Essverhalten im Nacht- und Schichtdienst von Schwestern und Pflegern aus dem Bereich Anästhesie- und Intensivmedizin eruiert, analysiert und wissenschaftlich diskutiert werden. Ziel der Arbeit ist es, die gesundheitliche Benachteiligung des im Wechsel- und Nachtdienst tätigen Pflegepersonals mit empirischen Daten und dem vorhandenen wissenschaftlichen Fundus zu untermauern, bzw. kontrovers zu diskutieren. Im Rahmen meiner Arbeit sollen folgende Thesen geprüft werden:

1. die in Wechselschicht bzw. Nachtdienst tätigen Schwestern und Pfleger einer Intensivstation / Anästhesieabteilung, unterliegen einem hohen Unfall- und Erkrankungsrisiko

2. die in Wechselschicht bzw. Nachtdienst arbeitenden Schwestern und Pfleger einer Intensivstation / Anästhesieabteilung, sind durch ihre Dienstform einer hohen Belastung ausgesetzt und deshalb gesundheitlich signifikant beeinträchtigt

3. bei Pflegekräften einer Intensivstation/ Anästhesieabteilung, welche im Schichtdienst arbeiten kommt es zu Veränderungen ihres Essverhaltens und einer Erhöhung ihres Genussmittelkonsums

2. Untersuchungsmethoden

2.1 Literaturrecherche

Methodische Probleme der Untersuchungen können sein

- Schichtarbeiter die aus gesundheitlichen Gründen ausgeschieden sind, können nicht mehr befragt werden
- Das Durchschnittsalter steigt stetig an, womit die Wahrscheinlichkeit der Identifizierung körperlicher Beschwerden und Erkrankungen höher liegen kann

Bei den schon zahlreich durchgeführten Studien erscheint es nicht leicht die Belastungen der Schichtarbeiter durch den Schichtdienst zu ergründen. Der „healthy-worker-effect" stellt so eine Schwierigkeit dar, bei dem sich viele Indizien für eine bessere Gesundheit der Schichtarbeiter gegenüber den Tagarbeitern finden lassen. Bei den ehemaligen Schichtarbeitern wäre mit einer insgesamt schlechteren Gesundheit als bei den noch im Arbeitsleben befindlichen Gruppen zu rechnen, da diese nicht selten ihren Beruf aus diesen Gründen aufgegeben haben. Schichtarbeiter welche länger als 20 Jahre in dieser Dienstform tätig sind, werden als widerstandsfähig eingestuft. In der Gruppe der Nacht- und Schichtarbeiter ist deshalb mit einem kontinuierlichen Aussonderungsprozess zu rechnen, bei dem die gesundheitsbeeinträchtigten Schichtarbeiter dieses Arbeitszeitmodell verlassen (Habich, 2004).

2.2 Empirische Untersuchungen

- quantitative Datenerhebung mittels eines selbst erstellten standardisierten Fragebogens (anonym)
- Befragung von 2 verschiedenen Populationen:
  - Gesamtpopulation n:45
  - Schwestern und Pfleger der Intensivstation der BG Kliniken Halle (n:29)
  - Pflegekräfte der Anästhesieabteilung der BG-Klinik Halle (n:16)
- Fragebogen mit einer Umlaufzeit von 2 Wochen und einem erwarteten Rücklauf von ca. 50%, Rücklauferwartung wurde erfüllt

- Fragebogen wurde im Rahmen einer Stations- bzw. Abteilungsbesprechung ausgegeben und in Form einer Kurzeinführung dem Personal vorgestellt, so dass sofort auftretende Rückfragen beantwortet werden konnten
- Der Fragebogen wurde vom Betriebsrat der Einrichtung in Bezug auf ethische und datenschutzrechtliche Gesichtspunkte geprüft und genehmigt
- Rückgabe der Fragebögen erfolgte über einen verschlossenen Sammelbehälter, um die Anonymität zu wahren
- Fragen zu:
  - ✓ Alter, Geschlecht, Größe, Gewicht und Bildungsabschluss
  - ✓ Soziale Lage: Familienstand, Kinder, familiäre Situation, Wohnsituation,
  - ✓ Subjektive Gesundheit
  - ✓ Körperliche Beschwerden, wie Rückenschmerzen, Probleme des Magen-Darm-Traktes etc.
  - ✓ Bestehende chronische Erkrankungen
  - ✓ Krankheitshäufigkeit, Arbeitsunfälle
  - ✓ Arbeitszeit, Belastung am Arbeitsplatz
  - ✓ Schlafstörungen, vermehrter Schlafbedarf
  - ✓ Essen: Zeiten, Zusammensetzung der Nahrung
  - ✓ Alkohol-und Nikotinkonsum
  - ✓ Bewegung

3. Gesundheitswissenschaftliche Grundlagen

3.1 Begriffsbestimmung Gesundheit

1948 wurde in der Konstitution der Weltgesundheitsorganisation (WHO) der Begriff Gesundheit wie folgt definiert:

„Zustand völligen körperlichen, seelischen und sozialen Wohlbefindens und nicht nur das frei sein von Krankheit und Gebrechen" („Health is a state of complete physical, mental and social well-being and not merely the absence of disease or infirmity.")

3.2 Definition Schichtarbeit

„Schichtarbeit ist eine Form der Tätigkeit mit Arbeit zu wechselnden Zeiten (Wechsel-schicht) oder konstant ungewöhnlicher Zeit (z.B. Dauerspätschicht, Dauernachtschicht)" (Deutsche Gesellschaft für Arbeits- und Umweltmedizin e. V., DGAUM,2008). „Charak-teristisch für Schichtarbeit ist die Ausführung der gleichen Tätigkeit zu verschiedenen Abschnitten des Tages und der Nacht von verschiedenen Arbeitnehmern am gleichen Arbeitsplatz" (Habich, 2004, S.4).

3.3 Gesetzliche Regelungen der Schichtarbeit

3.3.1 Europäische Rahmenbedingungen

Dass Nachtarbeit grundsätzlich für jeden Menschen schädlich ist, hob das Bundesverfas-sungsgericht in seinem Urteil vom 28.01.1992 hervor. Bei dieser Entscheidung wurde das bis dato geltende Nachtarbeitsverbot für Arbeiterinnen als missbilligend und benachteili-gend aufgehoben. Parallel sah man es als Verpflichtung des Gesetzgebers an, vor allem auf der Basis des Art. 2 Abs. 2 S. 1 des Grundrechts Neuordnungen zu erlassen, welche die Arbeitnehmer vor den gesundheitlichen Auswirkungen der Nachtarbeit schützen. Da auch der europäische Gesetzgeber diese Gefahren erkannt hat und für alle Mitgliedsstaaten einheitliche Mindestanforderungen schaffen wollte, erließ er am 23.11.1993 die Richtlinie 93/104/EG. Inhalt dieser Vorgabe sind Kriterien zur Arbeitszeit und deren Gestaltung, sowie Mindestanforderungen an den Schutz von Arbeitnehmergesundheit und Sicherheit. Den letzten Punkt betreffend, ist für den europäischen Sektor in der Vergangenheit bereits die Richtlinie 89/391/EWG verabschiedet worden. In deren Kernpunkt befinden sich ebenfalls allgemeine Vorschriften zur Sicherheit und zum Gesundheitsschutz der Beschäftigten, die auch für Nacht- und Schichtarbeiter Anwendung finden. In der Europäischen Gemeinschaft wird die 89/391/EWG auch als Grundrichtlinie bezeichnet. Beide Richtlinien sind vom jeweiligen Mitgliedsstaat in das nationale Recht zu transformieren. Ähnliche gesetzliche Vorschriften gibt es auch auf internationaler Ebene. Das ILO (International Labour Organisation)-Übereinkommen Nr.171 und die ILO-Empfehlung 178 mit dem Schwerpunkt Nachtarbeit sind hier anzuführen. Beim ILO-171 und ILO-155 (Arbeitsschutz und Arbeitsumwelt) handelt es sich um völkerrechtliche Abkommen. Beide Übereinkommen hatten einen nicht unwesentlichen Einfluss auf die Evolution der europäischen Richtlinie 89/391/EWG, sind aber von Deutschland bisher nicht ratifiziert worden. Da die beiden europäischen Richtlinien, welche zusammen einen einheitlichen Plan zur Gewährleitung der Arbeitnehmergesundheit und des Arbeitnehmerschutzes bilden, auch für uns als europäischen Mitgliedsstaat maßgeblich sind, sollen deren Inhalte hier kurz skizziert werden. Im Art. 1 Abs. 4 RL 93/104/EG wird die Wesensart dieser Arbeitszeitrichtlinie als Richtlinie der Sicherheit und des Gesundheitsschutzes hervorgehoben. Deshalb wird ungeachtet spezifischer Vorgaben die ganzheitliche Anwendung der 89/391/EWG innerhalb der vorliegenden 93/104/EG festgelegt. So gesehen dient sie der tiefgründigen Formgestaltung der allgemeinen Grundsätze der 89/391/EWG. Im Abs. 1 der Arbeitszeitrichtlinie werden einige relevante Schlüsselworte wie Arbeitszeit definiert. Mindestruhezeiten und sonstige Gesichtspunkte der Arbeitszeitgestaltung sind im zweiten Abschnitt hinterlegt. So wird in Art. 2 Nr. 2 RL 93/104/EG von einer außerhalb der Arbeitszeit liegenden ununterbrochenen elfstündigen Mindestruhezeit pro 24 Stunden verwiesen. Aus dieser Ruhezeit resultierend ergibt sich die Festsetzung der maximalen Tagesarbeitszeit auf 13 Stunden inklusive der gesetzlichen Pausen. Dem Arbeitnehmer ist nach Art. 4 RL 93/104/EG bei einer mehr als 6-stündigen Arbeitszeit eine Pause einzuräumen, deren Ausgestaltung den jeweiligen Tarifparteien, bzw. dem staatlichen Gesetzgeber obliegt. Der bei den Mitgliedsstaaten umstrittene Art. 6 limitiert die wöchentliche Arbeitszeit auf 48 Stunden und verlangt eine gesetzliche oder tarifliche Definition, wobei in Art. 18 Abs.1b), i) RL 93/104/EG unter bestimmten Rahmenbedingungen die Anwendung staatlicherseits negiert werden kann. Außerdem ist dem Arbeitnehmer nach Art. 7 der Arbeitszeitrichtlinie ein Mindesturlaub von 4 Wochen im Jahr einzuräumen, der nur im Fall einer Kündigung oder Vertragsbeendigung finanziell abgegolten werden darf. Präzise Gesetzmäßigkeiten zur Nacht- und Schichtarbeit sind im 3. Abschnitt (Art.12) der RL 93/104/EG beschrieben. Nach dessen Wortlaut heißt es „ Die von den Mitgliedsstaaten nach Art. 12 Nr. 1 RL 93/104/EG zu treffenden Maßnahmen sollen bereits nach dem Wortlaut der Norm einen Schutz der Nacht- und Schichtarbeiter zur Folge haben, der sich auf diejenigen Arbeitsbedingungen bezieht, unter denen die Beschäftigten ihre Tätigkeit verrichten. Damit knüpft der Begriff „Art der Arbeit" an diejenigen Gefährdungen an, die der verrichteten Tätigkeit innewohnen" (Habich, 2004, S.79). Bei Gefährdungen aus der „ Art der Arbeit" handelt es sich zum einen um solche, die sich aus der Dauer und Lage der Nacht-und Schichtarbeit ergeben und eng mit der Störung des Biorhythmus verbunden sind, andererseits um sogenannte zusätzliche gesundheitsgefährdende Faktoren, die als Mehrfachbelastung einen „Verstärker" darstellen können. Mögliche Abweichungen von den konkret und vorwiegend eindeutig beschriebenen Vorschriften der ersten drei Abschnitte finden sich im 4. Abschnitt (Art. 14-19) der 93/104/EG wieder. So wird in Art. 14 der Vorrang gesonderter gemeinschaftlicher Vorschriften spezieller Berufsgruppen hervorgehoben. In den folgenden Art. 16-19 sind ebenfalls zahlreiche Ausnahmeregelungen zur Höchstarbeitszeit, Ruhezeit und der Nachtarbeitszeitdauer zu finden. Unter Kenntnisnahme der allgemeinen Grundsätze zum Schutze der Sicherheit und Gesundheit des Arbeitnehmers wird den Mitgliedsstaaten das Abweichen von Art.3, 4, 5, 6, 8 und 16 zugebilligt. Dies ist zutreffend, wenn die Arbeitszeit wegen der individuellen Tätigkeitsmerkmale nicht vorausbestimmt oder gemessen werden kann. Schaffen die Mitgliedsstatten, bzw. Sozialpartner adäquate Rahmenbedingungen für Ruhezeiten und den Arbeitsschutz besonderer Berufsgruppen, so sind nach Art. 17 Abs. 2 RL 93/104/EG ebenfalls Abweichungen zulässig (Habich, 2004). Wenn auch nicht das pflegerische Personal betreffend, soll an dieser Stelle ein Urteil des Europäischen Gerichtshofes (EuGH) aus dem Jahre 2003 angeführt werden, indem der Bereitschaftsdienst des ärztlichen Personals entgegen der bisherigen Vorgehensweise als Arbeitszeit anzurechnen ist. Mit dieser Entscheidung schloss der EuGH eine Lücke in der „ grauen Zone" des ArbZG (Luecke-Markus, 2008). An diesem Beispiel wird deutlich, wie komplex und schwierig sich die Anpassung europäischen Rechts an die jeweiligen nationalen Erfordernisse gestaltet kann. Trotzdem bleibt es das primäre Ziel der europäischen Gesetzgebung einer breitgefächerten Harmonisierung in den nationalen Umsetzungsprozessen gerecht zu werden (Habich, 2004).

3.3.2 Deutsches Arbeitsschutzgesetz (ArbSchG) und Arbeitszeitgesetz (ArbZG)

Wie im vorherigen Absatz angeführt sollen und müssen die europäischen Richtlinien 93/104/EG und 89/391/EWG in nationales Recht umgesetzt werden. Das seit 21.08.1996 gültige Arbeitsschutzgesetz sowie das Arbeitszeitgesetz stellen die entsprechende nationale Rechtsgrundlage dar (Habich, 2004). Grundsätzlich bleibt festzustellen, dass die vom Europäischen Gerichtshof verabschiedeten Gesetze für jeden Europäer gelten, genau wie das Arbeitsschutzgesetz und das Arbeitszeitgesetz für jeden in Deutschland tätigen Arbeitnehmer. Die größten Spielräume im Rahmen dieser Gesetze entstehen durch Tarifverträge zwischen den entsprechenden Tarifparteien oder die zwischen Geschäftsführung und Betriebsrat geschlossenen Betriebsvereinbarungen (Luecke-Markus 2008). Mit der Umsetzung des Arbeitszeitgesetzes beabsichtigt der Gesetzgeber bessere Bedingungen für flexible Arbeitszeiten, die Wahrung von freien Sonn- und Feiertagen sowie die Arbeitnehmersicherheit und den Gesundheitsschutz zu garantieren. Das Arbeitsschutzgesetz ist in der Formulierung an die RL 89/391/EWG angelehnt und verankert generelle Vorgaben und Pflichten des Arbeitgebers zum Arbeitsschutz. Damit seitens des Arbeitgebers erforderliche Schutzmaßnahmen getroffen werden können, ist dieser nach § 5 Abs. 1 ArbSchG zur Beurteilung der Gefährdung, sowie nach § 6 ArbSchG zur deren Dokumentation verpflichtet (Habich, 2004). Nach § 2 Abs. 3, 4 des ArbZG gilt die Zeit von 23.00-6.00 Uhr als Nachtarbeit, wenn die Dienstzeit mindestens 2 Stunden beträgt. In § 6 Abs. 2 ist festgelegt, dass innerhalb von 24 Stunden die Gesamtarbeitszeit von 8 Stunden nicht überschritten werden darf. In Ausnahmefällen ist die Erweiterung für einen begrenzten Zeitraum auf 10 Stunden möglich, wenn durch einen Ausgleich innerhalb eines Kalendermonats, bzw. 4 Wochen eine durchschnittliche Arbeitszeit von 8 Stunden täglich erreicht wird. Alle 3 Jahre und über dem 50 Lebensjahr jährlich steht jedem Arbeitnehmer, der in Nachtschicht arbeitet, eine unentgeltliche arbeitsmedizinische Untersuchung zu. Sollte bei einer arbeitsmedizinischen Untersuchung eine Gefährdung der Arbeitnehmergesundheit diagnostiziert werden oder kann der Beschäftigte aus Gründen familiärer Verpflichtungen keinen Nachtdienst mehr verrichten, steht ihm nach § 6 Abs. 3 das Recht auf einen Tagesarbeitsplatz zu. Für die im Nachdienst geleisteten Stunden sind vom Arbeitgeber eine akzeptable Anzahl freier Arbeitstage und ein Zuschlag auf das zustehende Gehalt zu gewähren (www.gesetze-im-internet.de/bundesrecht/arbzg/gesamt.pdf).

3.4 Arbeitszeitmodelle

Da sich im Gesundheitsbereich die starr geregelten Schichtsysteme ohne die Möglichkeit einer Modifizierung kaum noch durchsetzen lassen, zeichnet sich eine Neigung zu den Arbeitszeitmodellen ab. In der heutigen Zeit ist bei Angestellten einer Klinik die generelle Beschäftigung im Dreischichtsystem als kaum zweckmäßig anzusehen, selbst wenn sie der gleichen Berufsklientel angehören. Um plötzlich eintretende Zwischenfälle erwidern zu können, sollten die Lage und Dauer der Arbeitszeit im entsprechenden Modell angepasst sein. Pauschal eingeteilt werden kann nach kollektiven und individuellen Arbeitszeitmodellen. Vereinbarungen zwischen einem Mitarbeiter und dem Arbeitgeber gelten als individuelle Variante, ein Konsens unter Einbeziehung aller Mitarbeiter einer Abteilung oder des gesamten Unternehmens kann als kollektives Modell definiert werden. Letztere bedürfen in der Regel einer häufigeren Einbeziehung des Betriebs- oder Personalrates und werden nicht selten in einer Betriebs- oder Dienstvereinbarung fixiert.

Individuelle Arbeitszeitmodelle

a. Teilzeitbeschäftigung
- flexible Form der Arbeitszeitgestaltung
- wöchentliche Arbeitszeit liegt unter der eines vergleichbar vollzeitbeschäftigten Arbeitnehmers (§ 2 Abs. 1 Satz 1 Teilzeit- und Befristungsgesetz)
- Teilzeit ist eine einzelvertragliche Vereinbarung zwischen Arbeitnehmer und Arbeitgeber
- für den Umfang des Stundensatzes gibt es keinerlei Begrenzung
- Arbeitnehmer bestimmt nicht wann er die vereinbarten Stunden arbeitet

b. Job-Sharing
- Aufteilung eines oder mehrerer Arbeitsplätze auf mehrere Beschäftigte
- auch auf Führungsebene praktizierbar
- Vorteile aus Sicht des Arbeitgebers sind die Steigerung der Produktivität und Leistungsbereitschaft
- Arbeitsbelastung wird auf mehrere Schultern verteilt und somit unter anderem die Zeit der Erholungspausen reduziert
- Voraussetzung ist eine sehr gute Koordination
- Betriebsrat hat bei Einführung des Modells Mitspracherecht

c. Job-Rotation
  - Arbeitsplatzwechsel der Beschäftigten innerhalb eines Unternehmens
  - höhere Qualifizierung der Mitarbeiter wird erreicht
  - qualitative Personalreserven können gebildet werden
  - Transparenz wir erhöht, Verständnis unter den Bereichen wächst
  - Modell agiert eigentlich als Organisationsmodell, welches bei Einführung eines neuen Arbeitszeitmodells unterstützend wirken kann
  - Kann zur Anlage eines „Springer Pools" dienen, dessen man sich bei personellen Engpässen bedient

d. Altersteilzeit
  - Wird seit 1998 verstärkt als arbeitsmarktpolitisches Modell genutzt
  - Alternative zur Frühverrentung
  - Wenn Arbeitnehmer über 55 Jahre alt ist hat er die Möglichkeit „gleitend" nach verschiedenen Modellen in den Ruhestand zu gehen und seine Arbeitszeit zu reduzieren
  - gesetzliche Regelung ist besonders für Unternehmen eine Herausforderung, da generationsübergreifend ein Wissensmanagement eingeführt werden muss
  - vorteilhaft für den Unternehmer ist die staatlich finanzielle Unterstützung
  - Modell A: Reduzierung der wöchentlichen Arbeitszeit um einen bestimmten Prozentsatz und finanzieller Hilfe des Staates
  - Modell B: es wird ein Altersteilzeitraum vereinbart in deren erster Hälfte der Arbeitnehmer die gleichen Wochenstunden mit einer geringeren Vergütung arbeitet, während er in der zweiten Hälfte die reduzierte Vergütung weiter erhält und nicht mehr tätig ist

e. Elternzeit
  - Anspruch besteht für alle Eltern nach Bundeselterngeldgesetz
  - jeder Mitarbeiter darf für die Erziehung seiner Kinder diese geltend machen
  - zur besseren Koordinierung des Personalausfalls sollte sie beim Arbeitgeber rechtzeitig angezeigt werden
  - Die Angestellten werden von der Arbeit freigestellt, das Arbeitsverhältnis ruht

f. Sabbatical

- Eine auf Wunsch des Arbeitnehmers langfristig geplante bezahlte oder auch unbezahlte Freistellung von der Arbeit
- Zur Verwirklichung privater Bedürfnisse, wie Betreuungen, Fortbildungen usw.
- Die Dauer kann zwischen einigen Wochen und Monaten variieren
- Betriebszugehörigkeit und Arbeitsplatz sind dabei garantiert
- bei der unbezahlten Variante wird ohne Arbeitszeitkontingente gearbeitet
- bei der bezahlten Freistellung entsteht durch Mehrarbeit vor oder nach dem Sabbatical ein Stundenüberschuss, welcher in der freien Phase auf einmal abgebaut wird um das Einkommen zu erhalten
- Gefahren birgt dieses Modell für Beschäftigte und Unternehmer gleichermaßen: Mitarbeiter gehen mit ihrer Arbeitszeit in Vorleistung und können währen dieser Phase nicht mitgestalten, Unternehmer haben das Risiko der finanziellen Vorleistung
- Es besteht kein rechtlicher Anspruch auf diese „Auszeit"
- Der Betriebsrat hat nur beratende Funktion

Kollektive Arbeitszeitmodelle

In allen Unternehmen, in denen mehr als 8h gearbeitet wird, muss durch die arbeitsmedizinischen und gesetzlichen Grundlagen Schichtdienst geleistet werden. Die gesamterforderliche Arbeitszeit (16/24 Stunden) wird in mehrere Abschnitte geteilt. Die Dauer und der Arbeitszeitbeginn können hierbei variieren. In Krankenhäusern sind auf Grund der 24-stündigen Versorgung der Patienten überwiegend 2-, 3-, und 4Schichtmodelle, als auch Dauernachtschicht-, Wochenendschicht-, und Vertretungsschichtmodelle vertreten.

a. Rollendienstplan

- Mitarbeiter einer gleichen Gruppe arbeiten ununterbrochen in denselben Schichten und durchlaufen damit immer den gleichen festgelegten Rollendienstplan
- Für Betriebe mit 16- und 24- stündiger Arbeitszeit sowie gleichbleibendem Arbeitsaufkommen stellt dies eine einfache und praktikable Lösung dar
- Mitarbeiter haben die Möglichkeit ihre Freizeit weit im Voraus zu planen
- Meinungsverschiedenheiten innerhalb des Teams durch die Art der Dienstplangestaltung wird durch die gerechte Verteilung der Dienste entgegengewirkt

b. Gleitzeit/Kernarbeitszeit

- Bei Gleitzeit dürfen die Arbeitnehmer innerhalb eines zeitlich festgelegten Rahmens den Arbeitsbeginn und Arbeitsende selbst bestimmen

- Bei vereinbarter Kernzeit entspricht diese dem Zeitraum, an dem der Mitarbeiter verbindlich an seinem Arbeitsplatz zu erscheinen hat

- Bei einer vereinbarten Gleitzeit ohne Kernzeit können die Beschäftigten Beginn und Ende komplett selbst bestimmen, was ihren persönlichen Bedürfnissen zusätzlich entgegenkommt (Freizeit, Arztbesuche, Kinderbetreuung)

- Das Modell ist prädestiniert für alle Betriebe in denen keine ununterbrochenen Prozesse gewährleistet werden müssen

- um eine Akzeptanz aller Beschäftigten zu erreichen, müssen die Zeiten den betrieblichen Bedürfnissen angepasst und mit den Mitarbeitern besprochen werden

- Ansprechzeiten, Arbeitszeiten und Aufgaben sollten von allen Beschäftigten gleichermaßen getragen werden

- Je klarer die Gleit- und Kernzeiten definiert sind, desto kalkulierbarer ist der Personalaufwand

- für den Gesundheitssektor ist dieses Modell vor allem für den Verwaltungssektor nur begrenzt sinnvoll

- im Stations- und Funktionsbereich würde es sich ebenfalls nur sehr limitiert umsetzen lassen

c. kapazitätsorientierte variable Arbeitszeit

- mitarbeiterunfreundliches Modell: Arbeitnehmer kennt weder Zeitpunkt des Arbeitsbeginns noch Umfang der anstehenden Arbeitsmenge

- Arbeitnehmer wird innerhalb eines kleinen Zeitfensters in den Arbeitsprozess abgerufen

- das Modell ist durch das Teilzeit- und Befristungsgesetz (TzBfG) stark beschränkt worden

- in Krankenhäusern und Pflegeeinrichtungen gibt es allerdings eine Neigung zu diesem Arbeitszeitmodell dessen Aufkommen zunehmen wird

d. Arbeitszeitkonten

- Ursprünglich wurden diese Konten im Rahmen der Gleitarbeitszeit eingeführt

- bei variablen Arbeitszeitmodellen sind sie ein unverzichtbares Hilfsmittel

- vor Einführung des Kontos müssen Geschäftsleitung und Betriebsrat die Länge der Laufzeit festlegen

- datenschutzrechtliche Bedenken und Manipulationsmöglichkeiten sollten zu Beginn ausgeräumt sein

- positive, wie auch negative Abweichungen der vereinbarten monatlichen Sollarbeitszeit werden ähnlich einem Girokonto gutgeschrieben oder als Zeitschuld notiert

- eine über die tägliche Arbeitszeit hinausgehende Flexibilität des Arbeitnehmers soll erreicht werden

- der Arbeitnehmer kann in diesem Rahmen die zu leistende Arbeitsmenge mitbestimmen

- durch die lückenlose Dokumentation werden subjektive Empfindungen der Mehrarbeit minimiert

- der Arbeitgeber kann auf wechselnde Arbeitsaufkommen besser reagieren

- ein Abschluss der Zeitkonten erfolgt zum Monatsende, ein Übertrag des Stundensaldos in den Folgemonat ist schon aus arbeitszeitrechtlichen Gründen nur begrenzt möglich

- um einer falschen Nutzung vorzubeugen sollten Arbeitszeitkonten obere und untere Grenzen gesetzt werden die zeitlicher oder prozentualer Natur sein können

- die Erfassung der Zeitkontingente sollte einfach und übersichtlich sein, um nicht unnötig Zeit- und Kostenfaktoren unwirtschaftlich zu maximieren

- um diese Konten visuell übersichtlicher zu gestalten arbeiten viele Unternehmen mit dem Ampelsystem:
  - grün= +/- 20 Stunden (Mitarbeiter eigenverantwortlich)
  - gelb= +/- 30 Stunden (Initiative zum Verlassen des Bereiches von Mitarbeiter erwartet, da sonst Führungskraft reguliert)
  - rot= +/- 40 Stunden (Bereich darf nur kurzfristig mit Erlaubnis des Vorgesetzten genutzt werden)

e. Jahresarbeitszeiten

- anstelle einer üblichen wöchentlichen Arbeitszeit kann mit dem Unternehmen eine Gesamtjahresarbeitszeit festgelegt werden
- der Mitarbeiter erbringt in Absprache mit Unternehmensführung die Stundenzahl relativ selbstbestimmend, womit ihm eine hohe Flexibilität zur Steuerung privater Bedürfnisse und Verpflichtungen ermöglicht wird
- um eine Überlastung bei Aufeinanderfolge von hohem Arbeitspensum und z.B. zehrender Kinderbetreuungszeit zu vermeiden, sollte der Arbeitnehmer bedenken, für sich ausreichende Erholungsphasen einzuplanen
- Mindereinnahmen durch verlorene Überstundenzuschläge müssen einkalkuliert werden
- für den Unternehmer vorteilhaft ist ein solches Übereinkommen, wenn es zu kontinuierlichen zeitbedingten Unregelmäßigkeiten der Auftragsmenge kommt und zusätzliche Kosten durch Überstunden oder Mehr- und Kurzarbeit entfallen
- geeignet zeigt sich dieses Modell besonders für hochqualifizierte Mitarbeiter, bei denen durch ihre zeitweise lange Anwesenheit eine Demotivation durch begrenzt zulässige Mehrstunden vermieden werden soll

f. Rufbereitschaft

- Mitarbeiter hat sich an einem dem Arbeitgeber bekannten Ort abrufbereit aufzuhalten
- muss telefonisch oder per Funkempfänger erreichbar sein
- der Unterschied zur Bereitschaft ergibt sich aus dem vom Arbeitgeber bestimmten Aufenthaltsort (Klinikgelände etc.)
- Rufbereitschaft kann gegensätzlich dem Stand-by Dienst mehrere Tage oder das gesamte Wochenende dauern und betrifft primär ärztliche oder pflegerisch assistierende Bereiche, z.B. für die Absicherung von Notfällen
- Rufbereitschaft ist entweder im Arbeitsvertrag verankert oder wird separat vereinbart
- Rufbereitschaft kann vom Arbeitnehmer nicht grundsätzlich verlangt werden
- die Dienstform ist nach Tarifvertrag gesondert zu vergüten, außertariflich wird eine im Vertrag verankerte, pauschalisierte Bezahlung der Dienste angeraten

g. Dauernachtwache

- veraltetes Modell, welches trotz Verbot durch Einführung des Arbeitszeitgesetzes immer noch sehr gebräuchlich ist
- aus arbeitsmedizinischer Sicht eine hohe Belastung für die Mitarbeiter
- bis zu 7 Nachtdienste und teilweise 11-Stunden-Schichten bei bezahlten Pausen waren in 80 % der Kliniken nach einer Untersuchung von Scesny und Hellert 1996 Tatbestand
- Argumente der Befürworter des Dauernachtwachenmodells:
    o bessere Vereinbarung von Familie und Beruf
    o bessere Planung der Freizeit durch feststehenden Dienstrhythmus
    o finanzieller Anreiz durch bezahlte Pausen und Nachdienstzuschläge
    o selbständigere Arbeit im Nachdienst möglich
- Verantwortungsschwerpunkt liegt auf dem Betriebsrat, der einerseits bei der Suche nach einer Lösung zwischen Mitarbeitern und Geschäftsführung die Einhaltung des ArbZG zum Schutz der Mitarbeitergesundheit zu beachten hat, auf der anderen Seite die damit konkurrierenden Interessen der Befürworter implementieren soll
- Möglichkeiten der Pausenorganisation
    o Gegenseitiges Aushelfen zwischen 2 benachbarten Stationen oder Abteilungen (Mitarbeiter sollten gleich oder ähnlich qualifiziert sein)
    o 4 Stunden Dienst, der als Springer für die Pausenzeiten fungiert
    o Einführung eines 6 Stunden-Nachtdienstes ohne erforderliche gesetzliche Pause, die allerdings eine Veränderung sämtlicher Arbeitszeiten und Abläufen nach sich ziehen würde

h. Stand-by Dienst

- Kompensation kurzfristiger Arbeitnehmerausfälle, z.B. durch Krankheit
- Einzige Möglichkeit bei einem knapp berechneten Stellenplan im Gesundheitssektor den plötzlich eintretenden Arbeitskräfteverlust zu ersetzen, da die Rekrutierung von Mitarbeitern aus dem Dienstfrei gesetzlich nicht erlaubt und unruhestiftend zugleich ist
- Für Stand-by Dienste im Pflegebereich ist ein Pflegeexamen Mindestvoraussetzung um eine gleichbleibende Pflegequalität zu gewährleisten
- der Tagesbedarf richtet sich nach dem der Personalabteilung bekannten Krankenstand, der Einrichtungsgröße und der Arbeitsintensität

- Um einen sofortigen Einsatz zu ermöglichen, können unter dem Aspekt einheitlicher Pflegerichtlinien Stand-by Mitarbeiter für mehrere Abteilungen oder Stationen eines Fachbereiches beauftragt werden
- Ablauf und Zeiten des Dienstes
  - Jeweils für 24 Stunden befinden sich für eine oder mehrere Stationen examinierte Kräfte im Stand-by Einsatz
  - die Pflegekräfte müssen unter ihrer Telefonnummer bzw. einem privaten oder dienstlich zur Verfügung gestelltem Handy erreichbar sein
  - für eine komplikationsfreie Regulierung eines akuten Arbeitnehmerausfalls sollten bei Aktivierung der Pflegekraft die Anfahrtszeit und eine Überlappungszeit von circa 1 Stunde einkalkuliert werden
  - an Feiertagen wie Weihnachten oder Ostern kann in Ausnahmefällen der Stand-by Dienst ausgesetzt werden, da ein Arbeitseinsatz an 2 aufeinanderfolgenden Festtagen von dem Mitarbeiter nicht erwartet werden kann
- Vorteile sind:
  - gute Freizeitplanung für die Mitarbeiter
  - Planungssicherheit für Stationsleitung
  - bei Abruf ist der Einsatz der Pflegedienstleitung nicht erforderlich
  - Kostensenkung durch Reduzierung des Krankenstandes
  - Erhöhung der Mitarbeiterzufriedenheit

4. Physiologische Grundlagen

4.1. Arbeiten gegen die innere Uhr

Aus der evolutionären Entwicklung entstanden bei den verschiedenen Tierarten unterschiedliche Schlafrhythmen, die der jeweiligen Art einen Überlebensvorteil verschaffen sollten. Diesen von der inneren Uhr gesteuerten Schlafrhythmus nennt man zirkadianen Rhythmus der Lebewesen. Der Mensch, wie auch alle anderen Säugetiere besitzen in den Bereichen des Stamm- und Zwischenhirns neuronale Schaltkreise, welche den Schlaf regeln. Erst in den 80er-Jahren fand Michael Menaker von der Universität Virginia bei Hamsterversuchen heraus, dass es zwischen der Netzhaut des Auges und zwei winzigen Zellhaufen hinter der Nasenwurzel verbindende Nervenbahnen gibt. Durch radioaktiv versetzte Substanzen konnte er den sogenannten suprachiasmatischen Nukleus ausfindig machen. Stärkster Taktgeber der sogenannten zirkadianen Uhr ist der durch die Erdrotation gesteuerte Hell-Dunkelwechsel. Durch Einbruch der Dunkelheit und die damit verbundene Reduktion des UV-Lichts wird in der im Gehirn befindlichen Zirbeldrüse (Epiphyse) die Produktion des Hormons Melatonin angeregt. Dieses hat die Reduktion aller Stoffwechselaktivitäten zur Folge. Das Immunsystem hingegen steigert seine Aktivität, da nur so die in der Nacht erforderlichen „Reparaturprozesse" des Körpers vonstattengehen können. Aber auch soziale Taktgeber wie Arbeitsbeginn und -ende, sowie schreiende Kinder beeinflussen die zirkadiane Uhr. Ohne größere Probleme kann die innere Uhr des Menschen aber nur in kleinen Schritten von etwa einer Stunde verstellt werden (Klug et.al 2008).

4.2 Risikofaktor Schlafstörung

Nach einer Literaturrecherche von Knauth 1983 klagen Schichtarbeiter aus den verschiedensten Industriezweigen im internationalen Vergleich besonders häufig über Schlafstörungen; wenn ihre Tätigkeit mit Nachtdiensten verbunden ist. Während 10-40% der Tagarbeiter und 5-30% der Schichtarbeiter ohne Nachtdienst über Schlafprobleme klagen, sind es bei den im Nachtdienst Tätigen 35-55% und den in Wechselschicht arbeitenden mit Nachtdienst 10-95%. Die Störung des zirkadianen Rhythmus, der primär durch die Nachtarbeit verursacht wird, bedingt eine erhebliche Beeinträchtigung der Schlafqualität und -quantität. Eine kürzere Schlafperiode ist besonders an den Tagschlaf gekoppelt. In einer Zeitbudgetstudie mit 1230 Schichtarbeitern (Knauth, 1983) wurde die kürzeste Schlafphase am Tag zwischen zwei Nachdiensten mit 6 Stunden verifiziert, gefolgt von eine ungefähr siebenstündigen Phase zwischen zwei Frühschichten. Die längsten Hauptschlafperioden wurden mit 8-9 Stunden zwischen zwei Spätdiensten, bzw. zwei freien Tagen angegeben. Als weitere Determinanten für Schlafstörungen erweisen sich die sozialen Umweltfaktoren wie Lärm und familiäre Einflüsse (Best-europäische Zeitstudien 2010).

4.3 Risikofaktor Psyche / „Burn out"

1974 wurde der Begriff „Burnout-Syndrom" vom Psychoanalytiker Herbert Freudenberger erstmals für die Gruppe der „helfenden Berufe" in einer 6-seitigen Publikation mit dem Namen „Stuff Burnout" deklariert. Es handelt sich dabei um eine auf eigene Erfahrungen und Beobachtungen beruhende Erläuterung dieses Phänomens. Die ersten Beiträge zu diesem Thema erschienen in Zeitschriften, Magazinen und Zeitungen, wobei die Autoren gewöhnlich selbst aus den „helfenden" Berufsgruppen stammten. Die ersten Publikationen hatten deskriptive Schilderungen zum Inhalt und wurden anhand von kurzen Vignetten und Fallbeispielen bildlich untermauert. Die Untersuchungen basierten nicht auf empirischen Daten, sondern auf Interviews, Beobachtungen und Fallbeschreibungen. Durch die nichtempirische Handhabung des Phänomens und die verwaschene, allgemeine Bedeutung kam es seitens der Wissenschaftskritiker zu Verachtung und Ablehnung. Verschärft wurde der Gegensatz zwischen öffentlichem und wissenschaftlichem Interesse sicher auch durch die primär sozialproblematische Sichtweise des Burnout-Syndroms. Trotzdem zeigte sich anhand der großen Anzahl an nachfolgenden Veröffentlichungen zu diesem Thema die große Resonanz auf Freudenbergers Arbeiten. Etwa zur gleichen Zeit wie Freudenberger befasste sich die Sozialpsychologin Christina Maslach an der Universität von Kalifornien mit Fragestellungen, die den Umgang mit belastenden Situationen in emotional fordernden Berufen zum Thema hatten. Dabei waren die zum Selbstschutz praktizierten geistigen Bewältigungsstrategien, wie distanzierte Anteilnahme und Dehumanisierung, Arbeitsschwerpunkt. Zahlreiche Untersuchungen in Interviewtechnik an Personal aus dem Gesundheits- und Sozialbereich wurden durchgeführt und drei zentrale Themen als bedeutend festgelegt:

✓ Emotionale Erschöpfung und Ausgelaugtheit

✓ Negative Gefühle und Wahrnehmungen gegenüber Patienten

✓ Zweifel an der eigenen professionellen Kompetenz

Mit der von ihr und Jackson entwickelten Maslach Burnout Inventory (MBI) entstand neben der Tedium Measure (der Überdrussskala von Pines, Aronson und Kafry) eine der beiden bedeutendsten Burnout-Messinstrumente. Sie bildeten die Grundlage für die methodische Erforschung des Phänomens und läuteten damit Mitte der 80-er Jahre die empirische Phase ein. Obwohl bis heute keine einheitliche und klare Definition existiert, haben verschiedenste auf dem Gebiet des Burnout-Syndroms tätigen Wissenschaftler und Autoren Begriffsbestimmungen für das psychosomatische Phänomen formuliert. Emener (1972) definiert den Begriff als: „...Zustand psychischer oder seelischer Erschöpfung, der als Auswirkung langanhaltender negativer Gefühle entsteht, die sich in Arbeit und Selbstbild des Menschen entwickeln." Aronson et al. (1985) erweitern diese Erklärung mit der Feststellung: „das Ausbrennen ist das Resultat andauernder und wiederholter emotionaler Belastung im Zusammenhang mit langfristigem, intensivem Einsatz für andere Menschen. ...Das Ausbrennen ist die schmerzliche Erkenntnis (von Helfern), dass sie diesen Menschen nicht mehr helfen können, dass sie nicht mehr zu geben haben und sich völlig verausgabt haben." Müller (1994) beschreibt das Burnout Syndrom wie folgt: „Im Falle einer Burnout-Krise nimmt die psychische Belastbarkeit bereits im mittleren Berufsalter ab. Menschliche Überforderung und Enttäuschungen führen zu emotionaler Erschöpfung und Resignation. Der phasische Verlauf kann bis zur Entfremdung von sich selbst und zu völligem Rückzug zu anderen Menschen führen und in Depressionen und körperliche Erkrankungen münden." (Domnowski, 2010, S.95) Bezeichnend für diesen Zustand sind also eine emotionale Erschöpfung und Depersonalisierung des Betroffenen, sowie eine zur eigenen Leistungsfähigkeit negative Ideologie. In dem von Siegrist et al. konstatierten Krankheitsmodell der „Gratifikationskrise" führt eine steigende Distanz zwischen Anforderungen und Belohnung zur Erkrankung. Berufliche Kontrollbestrebungen und Gratifikationskrisen sind demzufolge mit ursächlich für das „Burnout-Syndrom". Die Beschreibung der Entwicklungsschritte der Burnout Symptomatik durch die Autoren ist sehr heterogen, dennoch besteht in Bezug auf den Phasenablauf des Phänomens Einigkeit. Fengler (1992) beschreibt die 10 aussagekräftigsten Stufen so:

- ✓ Freundlichkeit und Idealismus
- ✓ Überforderung
- ✓ Geringer werdende Freundlichkeit
- ✓ Schuldgefühle darüber
- ✓ Vermehrte Anstrengung
- ✓ Erfolglosigkeit
- ✓ Hilflosigkeit
- ✓ Hoffnungslosigkeit(„Ein Fass ohne Boden")
- ✓ Erschöpfung, Abneigung gegenüber Klienten, Apathie, Aufbäumen, Wut
- ✓ Burnout: Selbstbeschuldigung, Flucht, Zynismus, Sarkasmus, psychosomatische Reaktionen, Fehlzeiten, große Geldausgaben, Unfälle, Dienst nach Vorschrift, Selbstmord, Liebschaften, Scheidung, plötzliche raptusartige Kündigung, sozialer Abstieg, aus dem Tritt kommen usw. (Domnowski, 2010, S.102f.,)

Das Pflegepersonal ist die in der Klinik zahlenmäßig am meisten vertretene Berufsgruppe. Arbeitsunfähigkeit und psychosomatische Beschwerden liegen hier über den Werten der Durchschnittsbevölkerung (Killmer, 1999). 2006 wurde supponiert, dass 40% des in Kliniken arbeitenden Pflegepersonals an Burnout-Symptomen leidet. Als Folge des am Arbeitsplatz erlebten und nicht verarbeiteten Distress wurde das Burnout-Syndrom Mitte der 80er Jahre zum zentralen Thema der helfenden Berufe. Zeitnot, Termindruck, die stetig wechselnde Einstellung auf neue Aufgaben und Patientenanforderungen führt bei den Pflegenden zum Dauerstress. Bei der Erfüllung ihrer Aufgaben werden bei den „Helfenden" Grundwerte wie Pflichtbewusstsein und Leidensfähigkeit vorausgesetzt. Durch eine fehlende Entwicklung von Kompensationsstrategien werden von Schwestern und Pflegern die sich entwickelnden Defizite anfangs nicht wahrgenommen (Domnowski, 2010). Eine der Hauptgründe für die Entstehung von Gratifikationskrisen im Pflegebereich ist die zunehmende Verdichtung der Tätigkeit. Reduzierte Bettenzahlen in den Krankenhäusern ziehen kürzere Liegezeiten und höhere Patientenzahlen nach sich und lassen die pflegerische Inanspruchnahme steigen. Durch Zunahme diagnostisch-therapeutischer Untersuchungen, die Durchführung berufsfremder Aufgaben, sowie die Erhöhung des Durchschnittsalters und die Zahl chronisch kranker Patienten, nimmt der Bedarf an professioneller Pflege weiter zu. Für die Krankenpflegekräfte resultiert daraus eine weitere Steigerung der Arbeitsbelastung. In unterschiedlichen Befragungen gaben 63-94,3% des Pflegepersonals an, körperlich anstrengend zu arbeiten. Hohes Arbeitstempo, weite Wege, langes Stehen, Tragen, Heben und Bücken gelten dabei als häufigste physische Anstrengungen. Physikalische und chemische Einwirkungen, als auch eine erhöhte Infektionsgefahr erweitern das Belastungsspektrum. Durch das parallele Auftreten physischer und psychosozialer Belastungen ist eine Differenzierung aber nur begrenzt möglich. Eine signifikante Stellung kann entsprechend nicht abgeleitet werden. Individuelle und volkswirtschaftliche Folgen resultieren aus diesem psychosomatischen Syndrom (Killmer, 1999).

4.4 Präventive Maßnahmen

Anhand arbeitswissenschaftlicher Erkenntnisse ist die menschengerechte und belastungsarme Gestaltung der Arbeitszeit nach § 6 des Arbeitszeitgesetzes zu verwirklichen. Dennoch stellt deren Umsetzung für Arbeitnehmer und Arbeitgeber bei der Wahrung ihrer Interessen immer einen Kompromiss dar, auch wenn die Mitarbeitergesundheit und die damit verbundene Leistungsfähigkeit im beiderseitigen Interesse liegen. Präventiv setzt man die Schwerpunkte dementsprechend unterschiedlich. Auf der Arbeitgeberseite geht es primär um die Entwicklung von Arbeitszeitmodellen durch optimierte Dienstplangestaltung, deren Realisierung sich bei Beachtung verschiedener Interessen und Rahmenbedingungen sehr komplex darstellt. Unternehmensziele, rechtliche Vorschriften, gesundheitliche und soziale Wertigkeiten sowie individuelle Zeitrahmen der Mitarbeiter sollten bei dieser betrieblichen Optimierungsmaßnahme implementiert werden (Bundesarbeitsblatt 1/2006). Präventivmaßnahmen wie eine richtige Ernährung, die Schaffung ausreichender Schlaf- und Erholungsmöglichkeiten, eine bewegungsreiche Freizeitgestaltung sowie Maßnahmen des Stressabbaus stellen Möglichkeiten für die Gesundheitsselbsterhaltung der Arbeitnehmer dar (Schambortski, Wilhelm, 2008, BGW Mitteilungen-Ausgabe 1/2008).

Anhand neuester Zahlen stellt sich die Frage, ob Stress und Burnout zu neuen Volkskrankheiten mutieren, obwohl sie keine Krankheiten im eigentlichen Sinne darstellen. Sie sind Ausdruck unterschiedlicher psychischer Belastungen, in deren Spätfolge es zu Leistungsminderung und Veränderung der eigenen Persönlichkeit kommen kann. Die Folge sind Arbeitsunfähigkeit und Entwicklung organischer Erkrankungen. Vereinzelt auftretende Krankmeldungen von 16% jährlich wegen psychischer Überforderung zeugen von einer erheblichen Zunahme dieses Problems. Allein 2006 summierten sich so mehrere

Millionen Krankheitstage wegen „Überforderung, Unwohlsein und Müdigkeit". Circa 800.000 Menschen können ihren Arbeitsalltag nur unter Einnahme von Psychopharmaka bewältigen und 31% der Frühverrentungen erfolgen aus Gründen der gestörten Psyche. Es besteht für die beschriebenen körperlichen Probleme aber keine Endgültigkeit, sie können wieder zum Positiven gewendet werden. Bedingung ist eine gute Selbstreflexion des eigenen Verhaltens und Erlebens. Im Kampf gegen Stress und Burnout sollte die Präferenz bei den vorbeugenden Maßnahmen liegen. In den Einrichtungen könnte das in erster Linie durch organisatorische Veränderungen der Arbeitsbedingungen erfolgen, welche stressab-bauenden und Burnout vorbeugenden Charakter haben. Auch aus ethischer und ökonomi-scher Sicht ist ein ausgeglichenes und motiviertes Team für den Arbeitgeber sinnvoll, denn es arbeitet effizienter und spart ihm dadurch viel Geld (Hofmann, 2010).

Dass eine gute Prävention durchaus sinnvoll ist, zeigt auch das Beispiel der gesetzlichen Unfallversicherung. Sie stellt im Bereich der Sozialsicherung das einzige Segment dar, indem trotz steigender Leistungen die Kosten sinken. Ein verringertes Unfallrisiko und ein beruflicher Strukturwandel sind für die Kostensenkung sicherlich mit verantwortlich, dennoch bleibt es wohl der überwiegende Verdienst eines fortschrittlichen präventiven Arbeit und -Gesundheitsschutzes. In einer Auswertung betrieblich-verhaltenspräventiver Maßnahmen aus 300 Studien durch den Bundesverband der Betriebskrankenkassen und dem Hauptverband der gewerblichen Berufsgenossenschaften wurde gezeigt, dass allein durch die Abwesenheitsverringerung für jeden eingesetzten Euro zwischen 2,30 € und 10 € Kostenersparnis erzielt werden konnten (Oppolzer, 2010).

4.5 Risikofaktoren Essverhalten, Übergewicht, Nikotin und Alkoholkonsum

Nachtarbeit führt hormonell beding zu einer katabolen Stoffwechsellage, die Glucosetole-ranz ist geringer, der Triglyceridspiegel nach dem Essen länger erhöht (lt. Holmbäck, 2003). Die Störung der Phasenregulation zwischen den physiologischen Variablen durch die Schichtarbeit bedeutet Stress, in dessen Bewältigung sich durch die sekundäre Motiva-tion eine Änderung des Essverhaltens ergeben kann (Korczak, 2002). Ergebnisse aus vorliegenden Studien zeigen, dass bei liberaler Handhabung die Prävalenz für Erkrankun-gen des Magen –Darm-Traktes bei Schichtarbeitern und Nichtschichtarbeitern in etwa gleich ist. Nach arbeitsmedizinischer Erkenntnis (Duesberg und Weiss 1939, Teleky

1943,Bjerner et al., 1948) treten Erkrankungen des Magen- Darm- Traktes, vor allem Duodenalulcera bei Nachtarbeitern, scheinbar häufiger auf als bei Tagarbeitern. Der pathologische Rhythmus dieser Krankheitshäufigkeit ist wohl in der Störung der feinabgestimmten, tagesabhängigen Sekretion der Verdauungssäfte und der Hormonausscheidung von Insulin und Cortisol zu suchen, welche für die Nährstoffregulation im Blut notwendig sind (Rutenfranz, 1978). Viel und deftiges Essen werden daher im Nachtdienst nur schlecht vertragen, da sich der Verdauungstrakt in einem relativen Ruhezustand befindet (Klug et.al 2008). Da aber nicht allein die Nachtarbeit als pathophysiologischer Faktor agiert, müssen bei den Entstehungsursachen direkte Risikofaktoren abgegrenzt werden (Rutenfranz, 1978). Zudem könnte unterstellt werden, dass die allgemeinen Regeln einer gesunden Lebens und -Ernährungsweise aus Gründen, wie den Sozialstatus vermutlich weniger bekannt sind (Wussow et al., 2002). Bei Schicht- und Tagarbeitern aus der Stahlindustrie stellten Cervinka und Kundi 1986 in ihren über 5 Jahre dauernden prospektiven Studien unterschiedlichste Gesundheitsprobleme fest. Dabei wurden die untersuchten Gruppen nach ihrer Problemkompensation in „stabile" und „nicht stabile" Schichtarbeiter eingeteilt. Während bei den „stabilen Schichtarbeitern" in einem Zeitraum von 5 Jahren eine marginale Gewichtsveränderung von 0,5 kg zu verzeichnen war, betrug sie in der Gruppe der „instabilen Schichtarbeiter" signifikante 6,8 kg. Beim Vergleich beider Gruppen im Hinblick auf den Zigarettenkonsum waren die Unterschiede ähnlich bedeutsam. Während in der „stabilen" Gruppe ein täglicher Verbrauch von 22 Stück angegeben wurde, war er in der „instabilen" Gruppe mit 40 Stück fast doppelt so hoch (Besteuropäische Zeitstudien 2010).

4.6 Morbiditätsgeschehen bei Pflegekräften

Um die Gesundheit und Leistungsfähigkeit des Mitarbeiters zu erhalten, wird von der gesetzlichen Krankenversicherung und der gesetzlichen Unfallversicherung die Struktur eines komplexen betrieblichen Gesundheitsmanagements empfohlen. Die damit geschaffene Möglichkeit eines Interessenausgleiches zwischen Arbeitgebern und Arbeitnehmern könnte die Existenzsicherung für den Unternehmer, als auch die Arbeitsplatzsicherung für den Mitarbeiter langfristig garantieren. Das Leitmotiv eines Unternehmens sollte deshalb lauten „Gesunde Unternehmen durch gesunde Beschäftigte" (Oppolzer, 2010, S.12). So müssten für die Schaffung gesicherter Unternehmensumsätze und den Erhalt der Wettbewerbsfähigkeit alle Entscheidungen unter konsequenter Einbeziehung gesundheitlicher Aspekte zum Erhalt der Arbeitnehmerleistungsfähigkeit getroffen werden. In den meisten Betrieben haben sich Investitionen in die Mitarbeitergesundheit als zukunftsorientierte Anlage für steigende Renditen und verbesserte Marktchancen noch nicht durchgesetzt. Größtenteils werden Arbeitnehmer immer noch als negativer Kostenfaktor gesehen. Unter dem massiven Druck des Finanzmarktes gilt die eindimensionale Steigerung des Unternehmenskurses als vorrangige Aufgabe. Etwa 4% des weltweiten Bruttosozialproduktes werden nach Schätzungen der ILO als Verluste durch Arbeitsunfälle und berufsbedingte Erkrankungen verzeichnet. Allein aus dem Krankenstand resultierten für die Bundesrepublik Deutschland 2004 volkswirtschaftliche Schäden von 40 Milliarden Euro durch Produktionsausfälle, was einem Bruttonationaleinkommen von 1,8% entspricht. Signifikant sind auch die Zahlen der frühzeitigen Berufsaufgabe. Nach den Zahlen der deutschen Rentenversicherung von 2004 erreichte jeder dritte Deutsche die reguläre Altersrente nicht und jeder Fünfte musste wegen einer Erwerbsunfähigkeit sein Arbeitsleben beenden. Beim Erreichen des Rentenalters, war jeder achte Mitbürger arbeitslos. Nach Berichten der Bundesregierung sind die psychischen Erkrankungen und die Erkrankungen des Muskel- und Skelettsystems die Hauptursachen für Krankmeldungen und Frühverrentungen. So waren 2004 die Erkrankungen des Muskel- und Skelettsystems ursächlich für jeden vierten Arbeitsunfähigkeitstag und jeden fünften Rentenzugang. Die psychischen Erkrankungen waren Grund für jeden zehnten Krankheitstag und jede dritte Neuverrentung. Negative Belastungen aus dem Arbeitsumfeld sind zu einem großen Teil Auslöser für jene Erkrankungen, die sowohl eine Erwerbsfähigkeitsminderung für Arbeitnehmer als auch gesundheitliche Einschränkungen für Langzeitarbeitslose bedeuten. Oft ist der signifikante Anteil der arbeitsbedingten Gefährdungen aber auch Grund für eine frühzeitige Sterblichkeit zwischen dem 45-igsten und 64-igsten Lebensjahr. So wurden 1997 etwa 20% der Herz-Kreislauferkrankungen durch hohe Arbeitsbelastung verursacht und führten bei über einem Drittel der männlichen und einem Viertel der weiblichen Arbeitnehmer vorzeitig zum Tode. Bei einer von der Europäischen Agentur für Sicherheit und Gesundheitsschutz am Arbeitsplatz (EU-OSHA) veranlassten Untersuchung für Deutschland im Juni 2009 waren 43 % der Befragten der Ansicht, dass die gesundheitlichen Probleme der Menschen „stark" durch die Arbeit verursacht werden. Weitere 32% waren der Meinung Arbeit habe „etwas" Einfluss auf die Gesundheit. Bei einer Verbesserung des betrieblichen Gesundheitsmanagements mit entsprechenden präventiven Maßnahmen arbeitsbedingter Beeinträchtigungen, sollte mit einer Zunahme der Mitarbeitergesundheit zu rechnen sein.

Notwendig erscheint die Verbesserung des betrieblichen Gesundheitsmanagements auch vor dem Hintergrund demographischer Veränderungen wie die Anhebung der Arbeitsaltersgrenze auf 67 Jahre, wenn Mitarbeitergesundheit und die damit verbundene Arbeitsfähigkeit länger erhalten bleiben sollen (Oppolzer, 2010). Wenn die Erkrankungshäufigkeit der in Schichtdienst arbeitenden Pflegekräfte betrachtet wird, steht diese Frage auch unter dem Gesichtspunkt der Selbsteinschätzung in punkto Gesundheitsbeachtung und -zufriedenheit. Bei der Beachtung der eigenen Gesundheit kann den Nachtschichtarbeitern eine signifikante Position bescheinigt werden. Erklärungen könnten die erhöhte Sensibilität durch schon vorhandene Erkrankungen, als auch die präventive Haltung der Schichtarbeitenden geben (Best-europäische Zeitstudien 2010). Gründe warum nicht alle Schichtdienstarbeitenden erkranken, werden in verschiedenen individuellen und intervenierenden Faktoren gesucht. Costa beschrieb 2004 solche Faktoren für die drei Kategorien Person, Umweltbedingungen sowie Schichtdienst- und Arbeitsbedingungen.

- ✓ Person: Einstellung zur Schichtarbeit, Alter, Morgen oder -Abendtyp, Flexibilität des Schlafverhaltens, Ernährung, körperliche Fitness, Nikotinkonsum
- ✓ Schichtsystem und Arbeitsbedingungen: Anzahl und Verteilung der Schichtarten, Schichtdauer, Freiwilligkeit bei der Rekrutierung, Arbeitsschwere, Umgebungseinflüsse, psychosoziale Unterstützung, Handlungsspielraum, Monotonie/Vielfalt
- ✓ Umweltbedingungen: Wohnsituation, Arbeitsweg, Einstellung der Familie zur Schichtarbeit, Anzahl und Alter der Kinder, häusliche Pflichten

(Petschelt, 2008)

4.7 Unfallrisiken

In mehreren Studien konnte belegt werden, dass es zwischen 0.00-6.00 Uhr als auch gegen 14.00 Uhr zu einem Abfall der eigenen Leistungsfähigkeit kommt. Entsprechend steigt das relative Unfallrisiko mit Wanderung des Schichtrhythmus Richtung Nachtdienst. Bei Beachtung des Arbeitsumfeldes mit den Determinanten Arbeitsbedingungen und Arbeitsschutzniveau kann bei vier aufeinanderfolgenden Nachtschichten eine tendenzielle Zunahme des Unfallrisikos analysiert werden. Ein weiterer Risikoanstieg wird bei Arbeitszeiten über 8 Stunden beobachtet (Deutsche Gesellschaft für Arbeitsmedizin und Umweltmedizin e. V., DGAUM, 2008). Als mit verursachende Faktoren bei Unfällen werden immer wieder Müdigkeit und unzureichender Schlaf von Nachtarbeitern exponiert. Beispiele indem diese Parameter eine Rolle gespielt haben, sind der Reaktorunfall im Atomkraftwerk "Three Mile Island" in Harrisburg /USA, und die Schiffshavarie der "Exxon Valdez" vor der Küste Alaskas. Schläfrigkeit ist für 24% der Verkehrsunfälle ursächlich. Durch schlafverursachte Unfälle entstehen der Gesellschaft immense Kosten (Deutsche Gesellschaft für Schlafforschung und Schlafmedizin, DGSM, 2000).

5. Empirische Untersuchungen

Wie zu Beginn angeführt wurde für die Untersuchung eine quantitative Datenerhebung mittels Fragebogen gewählt. Für die Auswertung der gewonnenen Daten und die Erstellung entsprechender Diagramme ist das Office-Excel Programm benutzt worden. Die Gesamtpopulation der befragten Personen betrug 45. Bei der Verteilung fallen etwa zwei Drittel auf das Pflegepersonal der Intensivstation und ein Drittel auf das der Anästhesieabteilung. Durch die zu erwartende Dominanz der weiblichen Mitarbeiter von 89% in der untersuchten Gesamtpopulation, wird in Bezug auf die Signifikanz und Aussagekräftigkeit ein geschlechtlicher Vergleich in der Datenauswertung vernachlässigt. Mitarbeiter welche dem Jugendschutzgesetz, bzw. dem Mutterschutzgesetz unterliegen wurden nicht befragt. Zahlenmäßig am stärksten waren die Altersgruppen 30-40 Jahre mit 42,2% und 40-50 Jahre mit 28,8% vertreten. Vergleicht man die beiden Abteilungen untereinander, kann man eine umgekehrte Verteilung der beiden Alterssparten beobachten. Die Ursache hierfür könnte in der unterschiedlichen Schwere und zeitlich anders gelagerten Arbeitsbelastung liegen. Bei fast identischem Berufsbildungsstand der befragten Population sind die pflegerischen Aufgabenfelder der beiden Abteilungen sehr unterschiedlich bzw. anders gewichtet. Auch die Arbeitszeitverteilung ist bei allen im Wechselschicht oder Nachtdienst tätigen Pflegekräften in beiden Abteilungen inhomogen. Das Pflegepersonal der Intensivstation arbeitet in einen festen Wechselrhythmus zwischen Früh- Spät und -Nachtdienst, der sich nach einem festen 6-wöchigen Rollendienstplan richtet. Die Mitarbeiter der Anästhesieabteilung arbeiten primär in der Tagdienstform und leisten nach dem Dienstplan festgelegte 24 Stunden-Bereitschaftsdienste von 7.00- 7.00 Uhr, welche schlussfolgernd die Spät -und Nachtdienstzeiten einbeziehen. Die Arbeitszeit des Anästhesiepflegepersonals in den Bereitschaftsdiensten würde grundsätzlich den gesetzlichen Rahmen verletzen, ist aber durch Sonderregelungen in der RL 93/104/EG und im § 7 Arbeitsschutzgesetz zulässig. Bei der Untersuchung der persönlichen Verhältnisse bestätigten ca. 75% verheiratet oder in einer festen Beziehung zu sein. Jeweils die Hälfte der Befragten wohnt in einer Wohnung oder Haus und 75% haben ein oder mehrere Kinder. Parallel zur zweiten These wäre deshalb zu prüfen, ob das befragte Personal einer Doppelbelastung durch nebenberufliche Haushalt- und Kinderversorgung unterliegt.

5.1 Krankheitshäufigkeit / Unfallhäufigkeit

Zur Klärung der These, ob Schicht- und Nachtdienst ein erhöhtes Erkrankungsrisiko für das Pflegepersonal darstellt, wurden Daten zur Erkrankungshäufigkeit pro Jahr erhoben. (Abb.1)

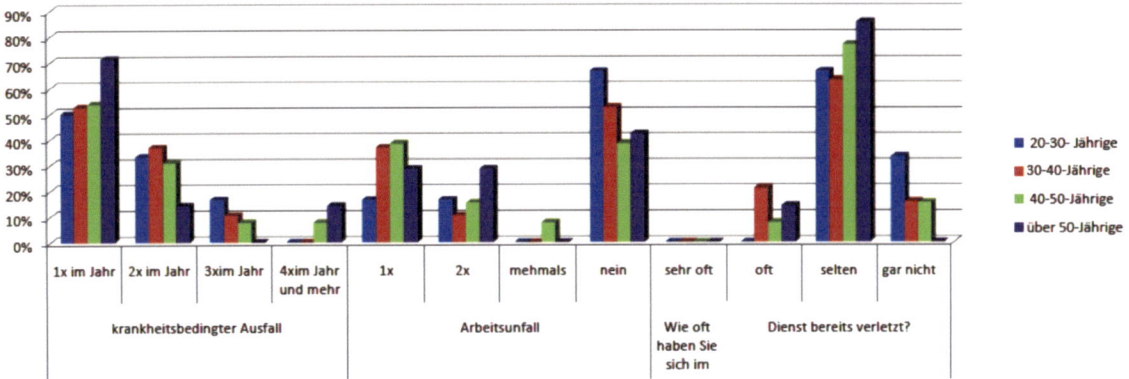

Abb.1 Krankheit und -Unfallhäufigkeit

Über 80 % aller untersuchten Pflegekräfte stehen ein -bis- zweimal jährlich durch Erkrankung für den Arbeitsprozess nicht zur Verfügung. Die Verteilung in den 4 Altersgruppen ist dabei in etwa gleich, wobei die beiden mittleren Gruppen am stärksten vertreten sind. Auffällig waren allerdings bei den 20-30-jährigen fast 17% mit 3 Ausfällen pro Jahr. Da aus dieser Gruppe zwei Drittel eine mäßig belastende Arbeit und eine geringe Erholung dokumentierten und zu 85% keine Verpflichtungen der Kinderbetreuung angaben, liegt hier der Verdacht einer unzureichenden Amortisation der Arbeitsbelastung nahe. Etwa 50% der Befragten hatten 1 oder mehrere Arbeitsunfälle. Hier waren ebenfalls die zwei mittleren Gruppen in den Sparten ein und kein Arbeitsunfall am stärksten vertreten. Da beide mittleren Gruppen ca. 70% der Gesamtpopulation ausmachen, könnte bei gleicher Gruppenstärke eine gleichmäßige Verteilung vermutet werden. Die relative Häufigkeit der Arbeitsunfälle ist definitiv auch der nicht konstanten Leistungsfähigkeit und der verminderten Reaktionshäufigkeit des Arbeitnehmers geschuldet. In den Zeitfenstern zum Ende von Früh –Spät -und Nachtdienst liegt jeweils auch das durch die biologische Uhr bedingte Leistungstief, in denen das Unfallrisiko überdimensional ansteigt. (Abb.2) Mit Zunahme der aufeinanderfolgenden Nachtschichten erhöht sich das Risiko weiter (vgl. Knauth, 1995, Folkard, 1996, Bundesarbeitsblatt 1/2006). Bei den Verletzungen innerhalb der Dienstzeit geben 85% aller Befragten an dies selten zu tun. Die Gründe hierfür könnten in einer konzentrierten Arbeitsweise gesucht werden, andererseits in immer weiter verschärfenden Arbeitsschutzmaßnahmen, welche Arbeitgeber zur Unfallverhütung erfüllen müssen (Bundesanstalt für Arbeitsschutz und Arbeitsmedizin, Informationsblatt 10/2010). Immerhin 15% der Untersuchten geben an sich oft zu verletzen, wobei innerhalb der zahlenmäßig stärksten Gruppe der 30-40-jährigen ein signifikanter Anteil von 21% zu verzeichnen ist. Da dieser Altersgruppe eine schon fundierte Berufserfahrung und gleichwertige Berufsausbildung unterstellt werden kann, müssen die Ursachen wohl eher in einer Mehrfachbelastung durch Familie und Haushalt oder in beruflichen sowie privatsozialen Konflikten gesucht werden (Angerer, Petru, 2010).

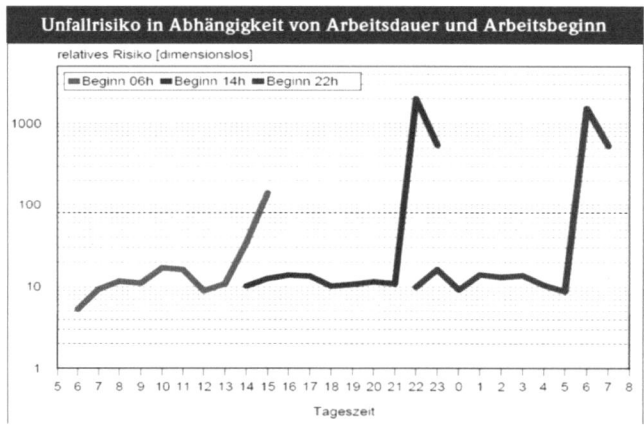

Quelle: Nachreiner, F./Janßen, D./Rädiker, B./Schomann, C. aus dem Bundesarbeitsblatt 1/2006

Abb. 2 Unfallrisiko nach Arbeitsdauer und -beginn

5.2 Körperliches Wohlbefinden / körperliche Beschwerden

Die zweite These bearbeitend, stellte sich die Frage nach körperlichen Beschwerden der befragten Mitarbeiter. Um die bestehenden Vorerkrankungen als Ursache zu entkräften, wurden hierzu ebenfalls Daten erhoben. Im Gesamtdurchschnitt litten 55-75% aller untersuchten Mitarbeiter an Müdigkeit, Erschöpfung, Nacken-, Schulter-, und Rückenschmerzen sowie Gereiztheit. Erkrankungen der Wirbelsäule (24,4%) und psychische Störungen (13,3%) gehörten in der Gesamtpopulation zu den häufigsten Vorerkrankungen. (Abb.3) Dies bestätigt die Feststellungen aus den Berichten der Bundesregierung von 2004, nach denen die Erkrankungen der Psyche und des Muskel- und Skelettsystems häufigste Ursache für Arbeitsunfähigkeit und Frühverrentung sind. Da die überwiegend auftretenden Beschwerden gleichzeitig Symptome der häufigsten Vorerkrankungen sind, müssen diese neben der Arbeitsbelastung als zusätzliche Variable berücksichtigt werden.

Auch die beim untersuchten Personal mit 13,3% vorbestehenden Herz-Kreislauf-erkrankungen unterstreichen die Fakten aus den Untersuchungen der Bundesregierung nach denen 1997 20% der Erkrankungen durch zu hohe Arbeitsbelastung entstanden sind (Oppolzer, 2010).

Die Ergebnisse einer bundesweiten Befragung zu gesundheitlichen und sozialen Folgen von Nacht- und Wechselschicht durch die „Offene Universität" bestätigen die These, dass Organsysteme wie Verdauungstrakt, Herz-Kreislaufsystem, Hormon- und Immunsystem sowie das zentrale Nervensystem empfindlich oder sogar irreversibel gestört werden können (Klug et.al 2008). Eine zum Gesundheitsrisiko von Nacht- und Schichtarbeitern durchgeführte Untersuchung von Kröpelin (2009) bestätigt, körperliche Beschwerden wie Rückenschmerzen sind Ausdruck der hohen psychischen und körperlichen Belastung weiblicher Pflegekräfte. Auch der signifikante Zusammenhang zwischen den Beschwer-den Sodbrennen / Saures Aufstoßen und dem Schichtstatus wird durch 24,4 % der Befrag-ten mit gleichen Symptomen untermauert. Eine durch Akerstedt 1986 beschriebene Gefährdung von schwedischen Nachtschichtarbeitern für kardiovaskuläre Erkrankungen kann teilweise ratifiziert werden (Rutenfranz, 1987). Bei einem Drittel untersuchter Raucher und zwei Drittel Nichtrauchern war die Anzahl der Herz-Kreislauferkrankungen mit 12,5% bzw. 13,8 % fast identisch. Sieht man allerdings die Gruppe der Raucher in Bezug auf die Gesamtpopulation, wäre von einem höheren Erkrankungsrisiko der rau-chenden Nachtdienstarbeiter auszugehen. Da die von Akerstedt untersuchten Arbeitneh-mer einen hohen Zigarettenkonsum auswiesen, korreliert die Vermutung mit seiner Aussage.

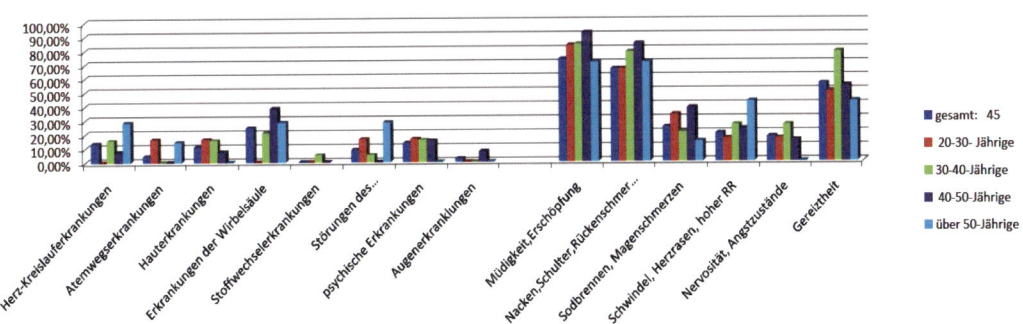

Abb.3 Erkrankungen und körperliche Beschwerden

Dass eine hohe Arbeitsbelastung ursächlich für die beschriebenen Symptome und Erkran-kungen sein kann, sollen die anhand der Untersuchung eruierten unterschiedlichen Belastungskriterien zeigen. Neben der eigentlichen Arbeitsbelastung wurden multiplizierende Determinanten wie Haushalt und Kinderbetreuung in die Beurteilung einbezogen. Grundsätzlich wurde von fast 98% der Befragten die Arbeit als stark oder mäßig belastend empfunden. Nach einem Freiturnus von einem bis drei Tagen fühlte sich nur etwa ein Viertel mäßig erholt und sogar 60% wenig erholt. (Abb.4)

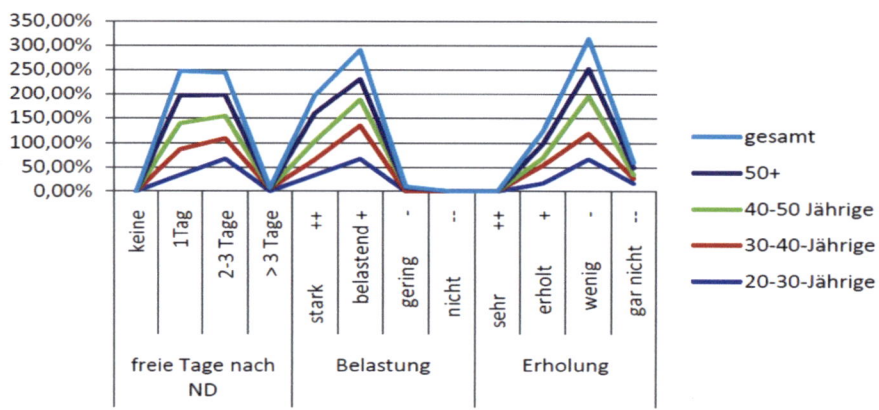

Abb.4 Belastung und Erholung

Laut Wedderburn 1990 ist die Nachtarbeit die bevorzugte Variante der Frauen zur Bewältigung des Parallelanspruchs von Familie und Beruf. Durch die Verschiebung der Arbeitszeit können Freiräume variabel für Hausarbeit oder Kinderbeaufsichtigung vor Spät- oder Nachtdienst genutzt werden, und bei Bedarf für Freizeitgestaltung oder fraktionierten Schlaf (Rutenfranz, 1987). Allein durch das Zusammenleben mit Partner führt die durch die Frauen wahrgenommene Verantwortlichkeit in Bezug auf den Haushalt zu einer Doppelbelastungssituation. Nochmals verstärkt wird dieser Effekt durch die Anwesenheit von Kindern (Beermann, 1993). Diese Behauptung bestätigend, gab bei der Frage nach der empfundenen Erholung in Bezug auf eine Mehrfachbelastung durch Haushalt und Kinderbetreuung etwa die Hälfte der Untersuchten an wenig oder gar nicht erholt zu sein. Im Gegensatz fühlten sich allerdings ein Fünftel der gebundenen Arbeitnehmer mit Kind erholt. (Abb.5) Einerseits könnte der Grund in der Verschiebung der von Forastieri 1999 beschriebenen geschlechterspezifischen Rollenverteilung zu Gunsten der Frauen liegen, welche hinreichende Unterstützung im Bereich Haushalt und Kindererziehung durch ihren Partner erfahren (Wüthrich, 2003). Andererseits zeigt sich die Arbeitszeitregelung für Frauen mit Familie als besonders bedeutend und aufgrund individueller

Merkmale wie positiver Arbeitseinstellung und Schichterfahrung kommt es dann in der Summe zu einem angemessenen Ausgleich (Beerbaum, 1993).

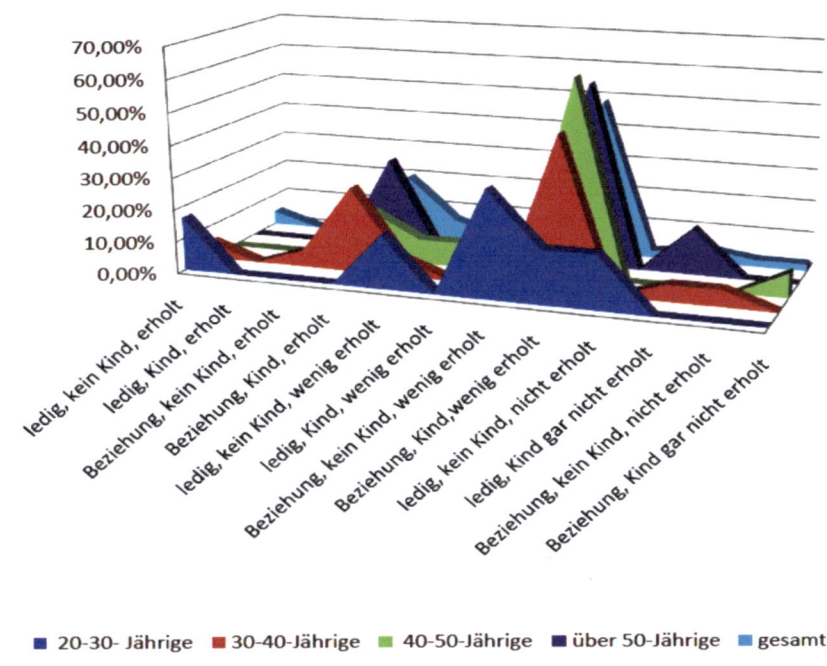

Abb.5 Kinderbetreuung und Erholung

5.3 Schlafstörungen

Wie an vorangegangener Stelle beschrieben, ist durch den Nachdienst der zirkadiane Rhythmus erheblich beeinträchtigt. Die Diskrepanz zwischen innerer Uhr und äußeren Lebensumständen führt dazu, dass Schichtarbeiter häufiger als Tagarbeiter über Schlaflosigkeit während ihrer Hauptschlafphase am Tag oder über Schläfrigkeit während ihrer Arbeitsphase klagen (Angerer, Petru, 2010). Die Dauer und Qualität des Schlafes leiden erheblich, wie die Meinung eines Betroffenen klar beschreibt: „Ich kann am Tag nicht richtig schlafen, es ist tagsüber einfach schlecht möglich zu schlafen, ich habe zu wenig Schlaf und bin dann erschöpft" (Klug et.al, 2008, S.43). Die kürzeste Schlafperiode liegt bei 6h, beim normalen Nachtschlaf etwa 2h länger (Best-europäische Zeitstudien 2010). In der untersuchten Population lag unabhängig angegebener Schlafstörungen bei über der Hälfte die Schlafperiode zwischen 4-6h. Bei 10% der untersuchten Mitarbeiter bestand die kurze Phase ohne Schlafstörungen. Bei einer von Klug et.al (2008) untersuchten Gruppe von Nachtschichtarbeitern litten 25,9% unter Schlafstörungen, wobei die Rubrik der 30-39- jährigen mit einem Viertel den größten Anteil ausmachte. Die vorliegende Untersuchung ergab signifikante 53,4% Befragte mit Schlafstörungen, wobei die 30-40-Jährigen mit 22,2% wiederum den größten Personenkreis darstellten. (Abb.6) Allein 42,3% aller Befragten mit Schlafstörungen haben eigene Kinder zu versorgen. Der dabei von den Frauen selbst gestellte Anspruch beiden Rollen gerecht zu werden, führt (lt. Simon, 1990) durch das eingeschränkte Zeitbudget zu einer Doppelbelastung und großen Schlafdefiziten. Für kinderlose Personen kaum vorstellbare Wachzeiten über 24h (lt.Bosch, 1994) als auch Schlafzeiten unter 4h wurden hier belegt. Auch Rotenberg et.al (2000) bestätigt eine gegenüber kinderlosen Männern und Frauen verkürzte Schlafzeit von etwa 2h (Wüthrich, 2003). Diese Erkenntnis bestätigend, schliefen fast die Hälfte der Befragten mit Kind nur 4-6h, während nur 6,6% ohne Kind diese kurze Schlafphase anführten. Dass der signifikante Unterschied bei den Schlafstörungen in einer andersgewichtigen Verteilung der zu betreuenden Kinder begründet liegt, lässt sich trotz fehlender Vergleichszahlen zumindest vermuten. Die von Petschelt (2008) beschriebene Verschlechterung der Homöostase durch Schlafmangel kann an dieser Stelle nicht konstatiert werden. Zwar gaben 22,2% aller Untersuchten mit Schlafstörungen an unter Symptomen wie Schwindel, Herzrasen und hohen Blutdruck bzw. Herzkreislauferkrankungen zu leiden, bestätigen aber im Umkehrschluss nicht automatisch die Aussage. Fehlende Daten zur Homöostase, wie Blutzuckerspiegel und Atemfrequenz, als auch beeinflussende Variablen (Stoffwechselerkrankungen, Hormonstörungen) der Untersuchten verzerren das Bild.

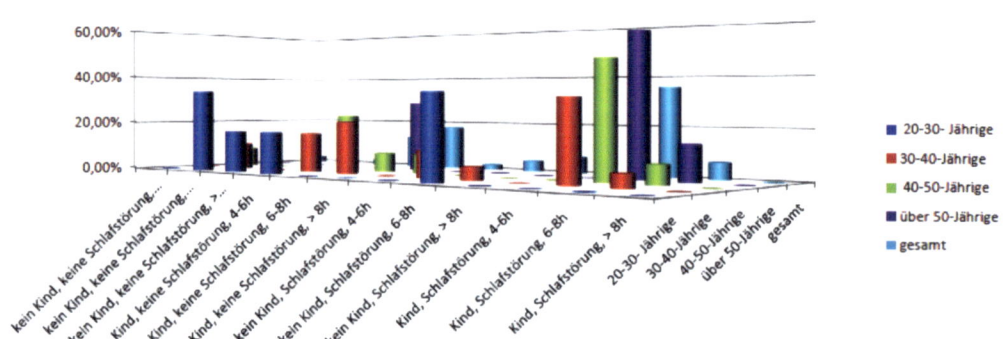

Abb.6 Kinderbetreuung und Schlafstörung

5.4 Psychische Probleme

Vornehmlich nachts arbeitende Schichtarbeiter klagen häufig über Symptome wie chronische Müdigkeit, Nervosität, Angstzustände, sexuelle Probleme und Depressionen. Die Störungen führen dann aufgrund einer Dysregulation der zirkadianen Rhythmen zu Schlaflosigkeit und chronischer Müdigkeit, als auch zu familiären und sozialen Problemen (Best-Zeitstudien, 2010). Auch besteht wie Scott et.al. 1997 feststellten bei Nachtschicht-arbeitern eine höhere Prävalenz für Depressionen (Wüthrich, 2003). Da die besagten Symptome auch Anzeichen eines beginnenden, bzw. bestehenden Burnout-Syndroms sein können, kann durch die Untersuchung zumindest eine Gefährdung des Personals unter-stellt werden. Um eine eindeutige Identifizierung des Burnout-Syndroms zu erreichen, hätte an dieser Stelle mit einem geeigneten Messinstrument wie dem Maslach Burnout Inventory (MBI) von Maslach und Jackson gearbeitet werden müssen (Kollert, 2008). Einer der Schwerpunkte der Arbeit ist die gesundheitliche Belastung der befragten Mitarbeiter, nicht aber spezifisch das Burnout-Syndrom, weshalb in der vorliegenden Arbeit auf eine solche Messmethode verzichtet wurde. Nach der Definition ist das Burnout-Syndrom unter anderem gekennzeichnet durch abnehmende Belastbarkeit, ein negatives Selbstbild und emotionale Erschöpfung (Killmer, 1999). Vergleichend konnten bei den beschriebenen Symptomen der untersuchten Population signifikante Aussagen gewonnen werden. Aufgrund eines hohen Anteils belasteter (97,8%) und wenig erholter (73,3%) Mitarbeiter muss von mangelnden Kompensationsmöglichkeiten der Betroffenen ausgegangen werden. Klassische Anzeichen für zu hohe Belastung und Erschöpfung waren ebenfalls prägnant vertreten. So trat Müdigkeit und Erschöpfung bei 84,4% der Befragten auf und fast zwei Drittel gab an, oft gereizt zu sein. Immerhin noch 13,3% der Interviewten bestätigte, bereits an einer psychischen Erkrankung zu leiden. (Abb.7)

Die als Wegweiser für das „Ausbrennen" fungierende eigene körperliche Wahrnehmung sendet genau solche Signale, die irgendwann nicht mehr „überhört" werden können und keinesfalls durch Medikamente und andere Therapien unterdrückt werden sollten. Schlussfolgernd resultiert aus den angegebenen Symptomen und Erkrankungen eine hohe Morbiditätswahrscheinlichkeit für Burnout und psychische Störungen. Gleichermaßen bestätigt die Untersuchung eine Feststellung aus 2006 nach der 40% der in Krankenhäu-sern arbeitenden Pflegekräfte Burnout Symptome zeigten (Domnowski, 2010).

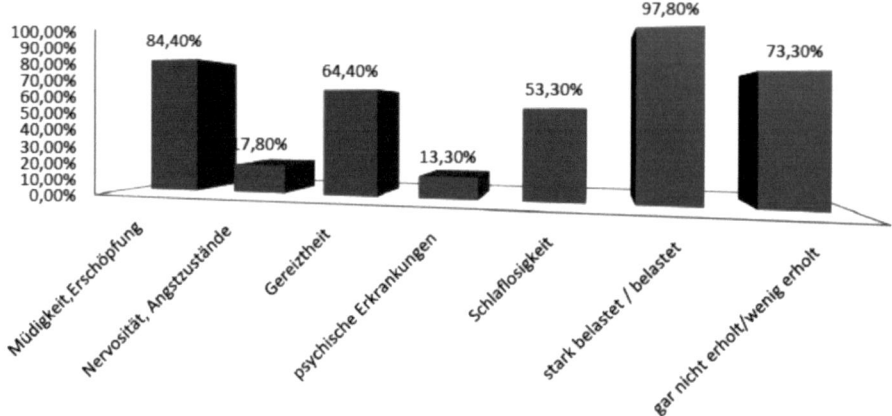

Abb.7 Warnsignale Burnout und psychische Beschwerden

5.5 Alkohol- und Nikotinkonsum

Im Rahmen der überdurchschnittlichen Belastung der untersuchten Schwestern und Pfleger, sollte auch das Rauchen und der Alkoholgenuss genauer betrachtet werden. Neben der Einnahme von Medikamenten könnte ein erhöhter Genussmittelkonsum Ausdruck für unzureichende Kompensationsmechanismen bei sinkender Belastbarkeit und psychischer Ermüdung sein. Diese Vermutung konnte in der vorliegenden Untersuchung nicht bestätigt werden. Etwa zwei Drittel der Befragten gab an nicht zu rauchen und signifikante 93,4% selten oder keinen Alkohol zu trinken. Da die Gründe für Alkohol- und Nikotinkonsum aber um ein Erhebliches umfangreicher sind, ist die Möglichkeit zu hohe Belastungen kompensieren zu wollen, nur eine von vielen. So können Cliquenverhalten und Leistungsorientierung als auch erlebtes Konsumverhalten und die seitens der Eltern genossene Erziehung als Auslöser für das Rauchen gelten (Lopez, 1984). Bei der Frage des Alkoholkonsums könnte eine Fehlinterpretation des Begriffs „selten" seitens der befragten Mitarbeiter zum repräsentativen Ergebnis von 80% geführt haben. Die individuelle Einschätzung des Sachverhaltes mag sehr unterschiedlich sein, da der Konsum alkoholischer Getränke zu den festen Lebensgewohnheiten in der menschlichen Entwicklung zählt. Besonders in Europa und Amerika findet man eine hochentwickelte Kultur des Alkohols. Gerade zu besonderen Anlässen und Feiern besteht seitens unserer Gesellschaft eine gewisse Toleranz erhöhten Alkoholverzehrs (Hoffmeister, 1999).

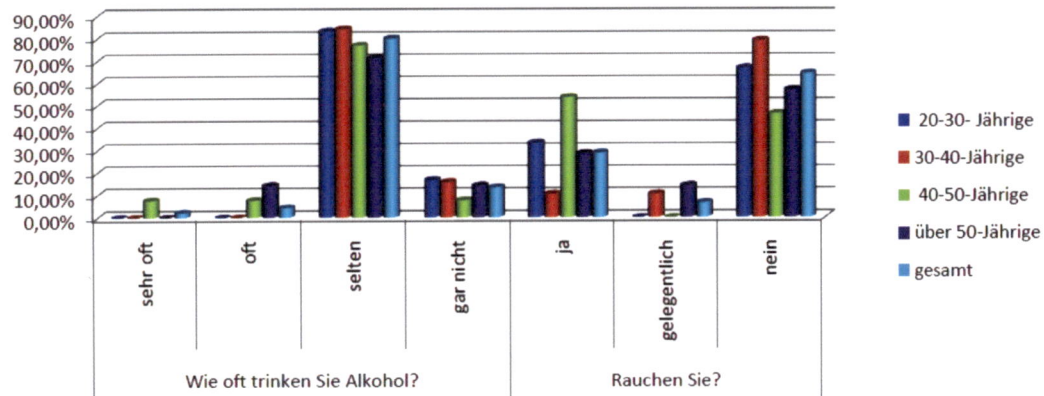

Abb.8 Konsumverhalten

5.6 Essverhalten

Wie zahlreiche neuere Untersuchungen ergaben, beeinflusst die innere biologische Uhr die Gesundheit mehr als ursprünglich angenommen. Sie bestimmt nicht nur wann wir wach und müde sind, sondern auch wie viel Hunger wir haben und wie die Nahrungsverwertung von statten geht. Hat der Körper zu wenig Schlaf, legt er trotz gleichbleibender Energiezufuhr an Masse zu. Nach neuesten Erkenntnissen der Chronobiologen entwickeln Mensch und Tier aufgrund des aus dem Rhythmus gekommenen Taktgebers Bluthochdruck und eine „metabolisches Syndrom" genannte Stoffwechselstörung. In der Konsequenz kommt es dann zu gravierenden Spätfolgen der schlechten Schlafqualität und -quantität (ddp/ wissenschaft.de – Susanne Donner, 08.08.2007). Ein Zusammenhang zwischen zu hohem Körpergewicht und Herz-Kreislauferkrankungen, bzw. Stoffwechselstörungen konnte in der vorliegenden Untersuchung nicht verifiziert werden. Während aus der Gesamtpopulation 6 Befragte unter Herz-Kreislauferkrankungen und 1 Person unter Stoffwechselstörungen leiden, ist nur ein Mitarbeiter der Gruppe „Übergewicht" zuzuordnen. (Abb.9)

Adipositasklassifikation	BMI	Erkrankungsrisiko
Normalgewicht	18,5 – 24,9 kg / m²	durchschnittlich
Übergewicht	25,0 – 29,9 kg / m²	gering erhöht
Adipositas I.Grades	30,0 – 34,9 kg / m²	erhöht
Adipositas II.Grades	35,0 – 39,9 kg / m²	hoch
Adipositas III.Grades	> 40,0 kg / m²	sehr hoch

Abb.9 Adipositasklassifikation (Hilbert, 2006)

Neben der Menge und dem Umfang der aufgenommenen Nahrung ist die Mahlzeitenfrequenz ist ein wichtiges Indiz für die Beurteilung des Ernährungszustandes. Werden nur maximal 2 Mahlzeiten am Tag eingenommen, kann von einer einseitigen Ernährung und mangelndem Interesse an der selbigen ausgegangen werden. Um eine optimale Leistungsfähigkeit zu erreichen wären 5-6 tägliche Mahlzeiten notwendig. Bei einer Untersuchung von Korczak (2002) nahmen 60-75% der untersuchten Nachtschichtarbeiter durchschnittlich drei- bis viermal am Tag eine Mahlzeit zu sich (Korczak, 2002). Obwohl in der vorliegenden Befragung nur 22,2 % der Mitarbeiter bestätigten unter Appetitlosigkeit zu leiden, aßen zwei Drittel am Tag gar nicht warm und sogar 84,4% unregelmäßig. Bei einer so signifikanten unregelmäßigen Mahlzeiteneinnahme wäre eine Gefährdung für Übergewicht und Adipositas zu vermuten. Bei der Klärung der Frage welchen Einfluss Schichtarbeit auf die Entstehung von Übergewicht und Adipositas hat, kam Korczak (2002) für eine ausgewählte Stichprobe von 40-49-jährigen zu einer eindeutigen Aussage. Mit zunehmender Nachtdiensttätigkeit steigt die Abweichung vom Normalgewicht und kann als Anzeichen für arbeitsbedingte Gewichtserhöhung und Gefährdung für Übergewicht und Adipositas gesehen werden. In der durchgeführten Befragung waren alle Beteiligten vorwiegend in Nacht- und Wechseldienst tätig, aßen unregelmäßig und übten in 60% selten oder gar kein Sport aus. Vergleichend gab es also in beiden Untersuchungen keine gravierenden Unterschiede in Bezug auf langjährige Nachtdiensttätigkeit, Ernährungsverhalten und Bewegung. In der untersuchten Population konnten repräsentative 35,6% als übergewichtig und 8,9% als adipös eingestuft werden. Ein aus mangelnder Bewegung und erhöhter Nahrungsaufnahme während des Nachtdienstes resultierendes Körpergewicht konnte nicht verifiziert werden. Von den „viel" essenden Mitarbeitern trieb ca. die Hälfte oft bis sehr oft Sport, die anderen 50% selten bis gar nicht. Für eine unausgewogene Ernährung der Schichtarbeiter können neben den genannten Variablen auch andere äußere Bedingungen ursächlich sein. Fehlender Zugang zu vollwertigen Nahrungsmitteln, unzureichende Regenerationsphasen und ein ungenügendes Ausmaß an Stressbewältigung haben ein verändertes Ernährungsverhalten zur Folge (Petschelt 2008). Diese Determinanten falscher oder unzureichender Ernährung kommen besonders bei der familiären Doppelbelastung zum Tragen. Die vorliegende Untersuchung bestätigt eindeutig eine signifikante Erhöhung der unregelmäßigen Nahrungsaufnahme beim befragten Personal, welches Haushalt, Beziehung und Kinderbetreuung koordinieren muss. (Abb.10)

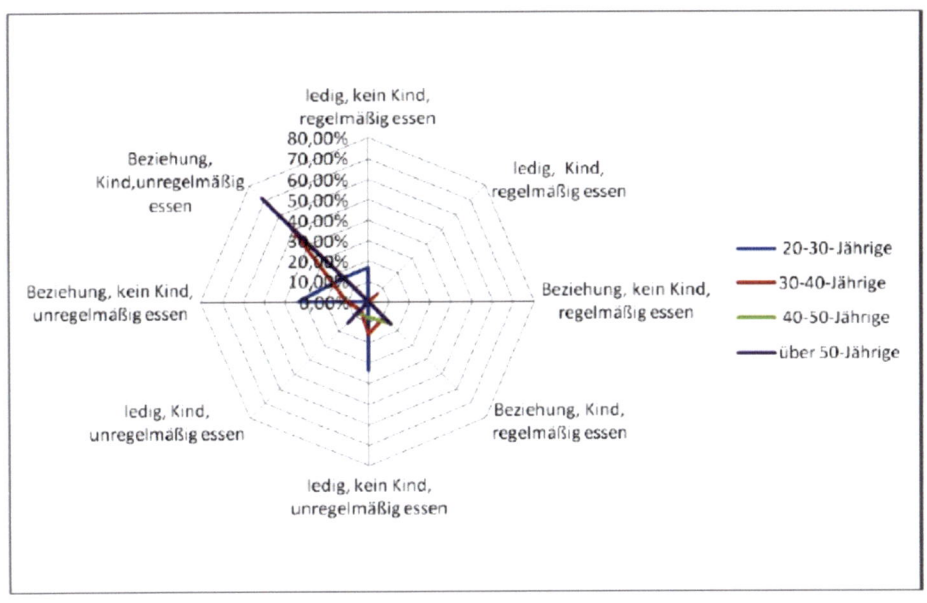

Abb.10 Essverhalten und Doppelbelastung

6. Schlussfolgerungen

In der vorliegenden Arbeit waren anhand der Literatur und der empirischen Daten folgende Thesen zu klären:

These 1: die in Wechselschicht bzw. Nachtdienst tätigen Schwestern und Pfleger einer Intensivstation / Anästhesieabteilung, unterliegen einem hohen Unfall- und Erkrankungsrisiko

These 2: die in Wechselschicht bzw. Nachtdienst arbeitenden Schwestern und Pfleger einer Intensivstation / Anästhesieabteilung, sind durch ihre Dienstform einer hohen Belastung ausgesetzt und deshalb gesundheitlich signifikant beeinträchtigt

These 3: bei Pflegekräften einer Intensivstation/ Anästhesieabteilung, welche im Schichtdienst arbeiten kommt es zu Veränderungen ihres Essverhaltens und einer Erhöhung ihres Genussmittelkonsums

Die aufgestellten Thesen betrachtend, können folgende Aussagen getroffen werden:
Die Erkrankungshäufigkeit lag bei 80% der untersuchten Mitarbeiter mit 1-2-mal pro Jahr nicht über dem Durchschnitt. Allerdings erlebte etwa die Hälfte schon ein oder mehrere Arbeitsunfälle und 13% gaben an sich oft im Dienst zu verletzen. Unter Beachtung zusätzlicher Variablen kann die erste These zumindest in punkto Unfallrisiko bestätigt werden. Ebenso bescheinigen die vorliegenden Daten den untersuchten Schwestern und Pflegern der Intensivstation, bzw. Anästhesieabteilung eine hohe Belastung und eine damit verbundene, signifikante Beeinträchtigung der Gesundheit. Fast ein Drittel der Befragten zeigten klassische Symptome wie Müdigkeit, Erschöpfung und Gereiztheit. Weitere 13,3% bestätigten bereits unter psychischen Störungen oder Erkrankungen der Wirbelsäule (24,4%) zu leiden. In der Untersuchung gaben repräsentative 98% an die Arbeit als stark bzw. mäßig belastend zu empfinden und 73,3% fühlten sich nach den freien Tagen wenig oder gar nicht erholt. Die dritte These stützend konnte für die untersuchte Gruppe auch ein verändertes Essverhalten verifiziert werden. Nach den vorliegenden Daten aßen 84,4% der Befragten unregelmäßig und wiesen ein zu hohes Körpergewicht auf. So fielen 35,6% in die Gruppe der Übergewichtigen und noch 8,9% gelten als adipös. Ein direkter Zusammenhang zwischen hoher Energieaufnahme bzw. zu geringer sportlicher Aktivität und erhöhtem Körpergewicht konnte hierbei ausgeschlossen werden. Die Annahme eines erhöhten Nikotin- und Alkoholkonsums bei den befragten Nacht- und

Schichtarbeitern wurde durch die Daten nicht bestätigt. Schlussfolgernd kann Nacht- und Schichtarbeit nachweislich als eine der zentralen Belastungen in der Pflege konstatiert werden. Überstunden, kurzfristige Wechsel und Wochenendarbeit werden von den Pflegekräften als besondere Bürde empfunden und tragen nicht selten zur Berufsaufgabe der Pflegekräfte bei (Scesny, Hellert, 1998).

Nach arbeitsmedizinischen Erfahrungen sind 10-20 % der in Schichtdienst Arbeitenden persönlich oder situativ nicht in der Lage die Arbeitszeitform zu verkraften (Rutenfranz 1987). Auch in der untersuchten Gesamtpopulation zeigte sich der deutliche Wunsch aus dem Wechselschicht- und Nachtdienst auszusteigen oder ihn wenigstens zu reduzieren. (Abb.11)

Obwohl die aufgezeigten Ergebnisse aus der Literaturrecherche und der vorliegenden empirischen Untersuchung die negativen Auswirkungen von Schichtarbeit auf die Gesundheit und das soziale Leben nochmals klar bestätigen, gehen sie mit der Aussage einer kaum realistischen, generellen Abschaffung der Schichtarbeit (Wüthrich, 2003) konform.

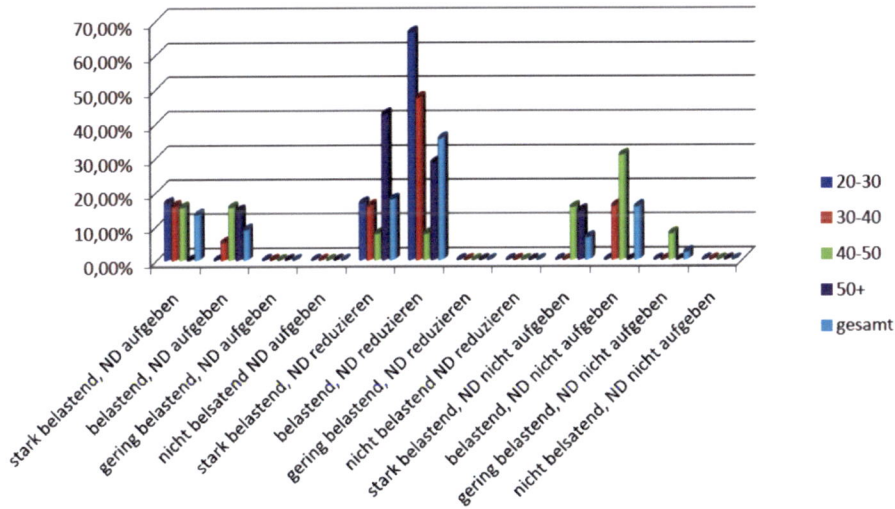

Abb.11 Belastung und Schichtdienstaufgabe

7. Zusammenfassung

Durch den steigenden wirtschaftlichen und technischen Fortschritt nehmen auch die unter anderem im Gesundheitssektor vorkommenden 24h Dienstleistungen immer weiter zu. Jeder fünfte Arbeitnehmer in Deutschland arbeitet in Nacht- oder Wechselschicht und die Zahl steigt stetig weiter. Durch die Lage der Arbeitszeit, Überstunden und Wochenenddienste empfinden viele Schichtarbeiter ihre Arbeit als Ballast und sind gesundheitlich beeinträchtigt. Fast die Hälfte der Nacht und -Schichtarbeiter würde ihre Dienstform gerne verlassen oder zumindest reduzieren. Persönlich oder situativ würden 10-20% der Menschen diese Arbeitsform gar nicht verkraften. Trotzdem ist Nacht- und Schichtarbeit für viele Berufszweige unabdingbar und eine Abschaffung erscheint trotz bestätigter Gesundheitsgefährdung eher unrealistisch. Das seit dem 01.01.1996 auch für das Gesundheitswesen geltende Arbeitszeitgesetz sowie das Arbeitsschutzgesetz sollen Tätigkeiten zu untypischen Zeiten regulieren und zusätzliche Schutzmaßnahmen für die Gesundheit garantieren. Dennoch haben 1998 durchgeführte Untersuchungen in NRW gezeigt, dass zahlreiche Kliniken von der Umsetzung der Gesetze durch neue Arbeitszeitmodelle noch weit entfernt sind. Die Arbeitszeitstrukturen hängen der rasanten Entwicklung hinterher und passen sich dem Bedarf des Arbeitsmarktes nur langsam an. Bei der immer größer werdenden Zahl von Nacht- und Wechselschichtarbeitern führen die starren Arbeitszeitstrukturen zu einer Doppelbelastung durch Haushalt und Kindererziehung. Aus der Störung des zirkadianen Rhythmus bedingten Verschlechterung der Schlafqualität und -quantität resultieren erhebliche gesundheitliche und soziale Beeinträchtigungen sowie ein erhöhtes Unfallrisiko. In der Summe führen schlechter Schlaf, soziale Ausgrenzung und unkompensierte Belastungen je nach individueller Anfälligkeit zu gesundheitlichen Problemen. Neben warnenden Symptomen wie Müdigkeit, Erschöpfung und Gereiztheit gehören manifestierte Erkrankungen der Psyche und des Muskel- und Skelettsystems zu den häufigsten. Wie die vorliegende Untersuchung bestätigt, ist Pflegepersonal durch ihre emotional sehr fordernde Tätigkeit und Doppelbelastung besonders gefährdet. Auch in der untersuchten Gruppe waren die Erkrankungen der Wirbelsäule (24,4%) und psychische Störungen (13,3%) die häufigsten Vorerkrankungen. Gesundheitliche Beschwerden wie Müdigkeit, Erschöpfung, Schulter- und Nackenschmerzen sowie Gereiztheit, welche als Warnsignale unzureichenden Belastungsausgleichs und beginnendem Burnouts gewertet werden können, traten in 55-75% der Fälle auf. In großen Teilen hat die Untersuchung an einer kleinen und speziellen Population die bisherigen Grundaussagen der Literatur zu diesem Thema bestätigt und unterstrichen. Die Arbeit zeigt einmal mehr, wie notwendig der Ansatz präventiver Maßnahmen ist und um wie Vieles wichtiger eine weitere wissenschaftliche Bearbeitung des Problems.

8. Anhang (Fragebogen)

Macht Schichtarbeit krank???

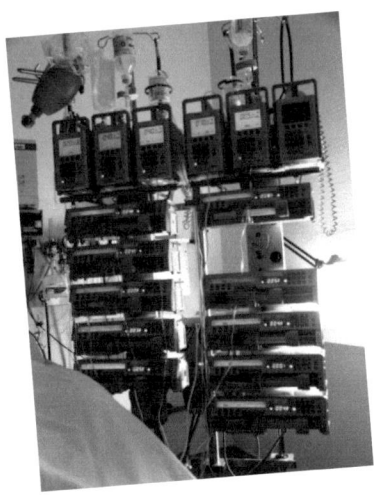 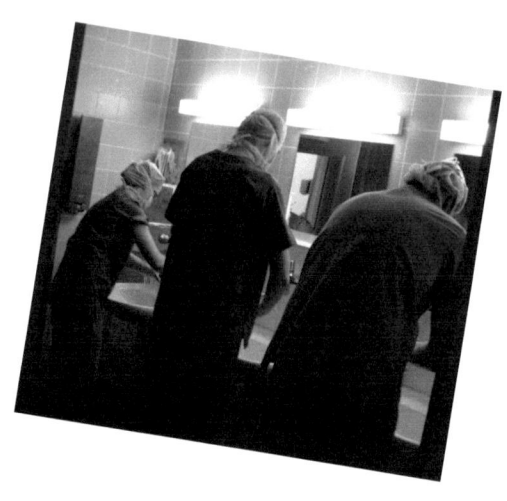

Mein Name ist Karsten Klemz, ich bin 39 Jahre und arbeite seit 20 Jahren als Kranken-
pfleger auf Intensivstationen im Schichtdienst. Im Rahmen meiner Abschlussarbeit des
Studiums „Angewandte Gesundheitswissenschaften" an der Fachhochschule Magdeburg-
Stendal (FH) zur Erlangung des Hochschulabschlusses „Bachelor of Science", möchte ich
dieses für Pflegende allgegenwärtige Thema wissenschaftlich bearbeiten. Denn um
Defizite aufzudecken und diese angehen zu können, müssen diese wissenschaftlich
bewiesen werden.

Deshalb wäre ich Ihnen sehr dankbar, wenn Sie ein paar Minuten Ihrer kostbaren Zeit
(ca.15 min) erübrigen könnten, um diesen Fragebogen im Ankreuzverfahren auszufüllen.
Vielleicht leisten Sie damit sogar einen kleinen Beitrag um langfristig etwas Positives zu
bewirken.

Die gewonnenen Daten dienen der Evaluation vorhandener wissenschaftlicher Ergebnisse
zum Thema Auswirkungen der Nacht- und Wechselschichtarbeit auf Pflegepersonal.

**Die Ergebnisse werden anonym ausgewertet, so dass keine Rückschlüsse auf ihre
Person gezogen werden können!**

Den anonym ausgefüllten Bogen werfen Sie dann bitte innerhalb von 14 Tagen in die
dafür vorhandene Sammelbox (verschlossen).

Bitte Betreffendes ankreuzen.

A) Persönliche Daten

1. **Geschlecht** weiblich ☐ männlich ☐

2. **Alter**: 20-30 ☐ 30-40 ☐ 40-50 ☐ 50 und älter ☐

3. **Größe (in m):** bis 1,60 ☐ bis 1,70 ☐ bis 1,80 ☐ über 1,80 ☐

4. **Gewicht** > 50kg ☐ > 60kg ☐ >70 kg ☐ >80kg ☐ über 80kg ☐

5. **Familienstand**

ledig /geschieden ☐ verheiratet ☐ in fester Beziehung ☐

6. **Wohnverhältnisse**

Wohnung ☐ Haus ☐ Wohngemeinschaft ☐ Haushalt der Eltern ☐

7. **Kinder**

Keine ☐ 1Kind ☐ 2 Kinder ☐ 3 und mehr Kinder ☐

8. **Bildungsabschluss**

Lehre ☐ Fachabitur ☐ allgemeine Hochschulreife ☐ Hochschulabschluss ☐

B) Arbeitszeiten

In welcher Schichtform arbeiten Sie?

3 Schichtdienst ☐ nur Nachtdienst ☐ Früh/Tagdienst ☐

9. **Wie oft leisten Sie Überstunden /Mehrstunden im Monat?**

oft (über 20h) ☐ selten (bis10h) ☐ gar keine ☐

10. **Wie viel Tage Freizeit haben Sie in der Regel nach einem Nachtdiensttonus?**

1Tag ☐ 2-3 Tage ☐ mehr als 3 Tage ☐

C) Arbeitsbelastung

11. Wie schätzen Sie den Belastungsgrad ihrer derzeitigen Arbeit nach folgender Scala ein?

Stark belastend ++ ☐ belastend + ☐ gering belastend - ☐   nicht belastend -- ☐

12. Wie schätzen Sie ihren Erholungsgrad nach ihrer Freizeit bzw. einem freien Wochenende ein?

sehr erholt ++ ☐   erholt + ☐ wenig erholt - ☐ gar nicht erholt -- ☐

13. Würden Sie den Schichtdienst /Nachtdienst gerne aufgeben oder reduzieren?

reduzieren ☐   aufgeben ☐   nicht aufgeben ☐

D) _körperliche und psychische Beschwerden_

Unter welchen körperlichen und psychischen Beschwerden leiden Sie?

(bitte ankreuzen, Mehrfachantwort möglich)

Müdigkeit, Erschöpfung ☐

Nacken- Schulter-oder Rückenschmerzen? ☐

Sodbrennen oder Magenschmerzen ☐

Kreislaufprobleme wie Schwindel, Herzrasen oder hoher Blutdruck ☐

Nervosität und Angstzustände ☐

Gereiztheit ☐

E) *Schlafverhalten*

14. **Leiden Sie an Schlaflosigkeit oder Schlafstörungen?**

ja ☐ nein ☐

15. **Wie viele Stunden können Sie in der Regel am Stück schlafen?**

4-6h ☐ 6-8h ☐ mehr als 8h ☐

F) *Krankheit*

16. **Wie oft sind sie Sie bisher selbst krankheitsbedingt ausgefallen?**

1x Jahr ☐ 2x im Jahr ☐ 3x im Jahr ☐ 4x und mehr ☐

17. **Hatten Sie bereits einen Arbeitsunfall? Wenn ja, wie häufig?**

ja ☐ 1x ☐ 2x ☐ mehrmals ☐ nein ☐

18. **Wie oft haben Sie sich im Dienst bereits verletzt (Schnitt-und Stichverletzungen, o.ä.)?**

Sehr oft ☐ oft ☐ selten ☐ gar nicht ☐

19. **Leiden Sie an chronischen Krankheiten? (Mehrfachantwort möglich)**

Herz-Kreislauferkrankungen ☐

Atemwegserkrankungen (z.B. Asthma, chronische Bronchitis,COPD) ☐

Hauterkrankungen (z.B. Ekzeme, Schuppenflechte) ☐

Erkrankungen der Wirbelsäule (z.B. Bandscheibenvorfall) ☐

Stoffwechselerkrankungen (z.B. Diabetes, metabolisches Syndrom) ☐

Störungen des Hormonhaushaltes (z.B. Hyperthyreose) ☐

Psychische Erkrankungen (z.B. Depressionen) ☐

Augenerkrankungen (z.B. grauer oder grüner Star) ☐

Brillenträger   ja ☐   nein ☐

G) *Essverhalten / Konsumverhalten*

20. Können Sie täglich regelmäßige Mahlzeiten zu sich nehmen?

         ja ☐   nein ☐

21. Essen Sie wenigstens einmal am Tag warm?

         ja ☐   nein ☐

22. Leiden Sie oft an Appetitlosigkeit?

         ja ☐   nein ☐

23. Wie stellt sich ihr Essverhalten im Nachtdienst dar?

Viel ☐   wenig ☐   gar nicht ☐

24. Wie oft trinken Sie Alkohol?

   Sehr oft ☐   oft ☐   selten ☐   gar nicht ☐

25. Rauchen Sie?

     ja ☐   gelegentlich ☐   nein ☐

H) _Bewegung_

26. Wie oft treiben sie Sport?

sehr oft ++ (mehr als 3x pro Woche)   ☐

oft +   (1-2x die Woche)   ☐

selten -   (weniger als 1x die Woche)   ☐

sehr selten -- (weniger als 1x in 2 Wochen)   ☐

                                                                   ☐

gar nicht

Vielen Dank für Ihre Mithilfe!

9. Literaturverzeichnis

1. Hilbert, Anja, Rief, Wilfried(Hrsg.), (2006): Adipositasprävention -eine interdisziplinäre Perspektive /. 1. Aufl. Bern: Huber.

2. Hoffmeister, Hans (1999): Alkoholkonsum in Deutschland und seine gesundheitlichen Aspekte / Berlin: Springer.

3. Beermann, Beate (1993): Frauen und Männer im Wechselschichtdienst : Belastung, Beanspruchung und Beanspruchungsfolgen bei Nacht- und Schichtarbeit / Beate Beermann. Frankfurt am Main: Lang.

4. Domnowski, Manfred (2010): Burnout und Stress in Pflegeberufen : mit Mental-Training erfolgreich aus der Krise / Manfred Domnowski. 3. Aufl. Hannover: Schlütersche.

5. Dünnes-Zimmermann, Sibylle (2006): Gesundheitspolitische Handlungsspielräume der Mitgliedstaaten im europäischen Gemeinschaftsrecht : dogmatische Verortung im Rahmen der Grundfreiheiten / Sibylle Dünnes-Zimmermann. Tübingen: Mohr Siebeck.

6. Koller, Elvira (2008): Das Burnout-Syndrom im Berufsleben [Elektronische Ressource] : eine übersetzungsbezogene Terminologiearbeit /. Trier>: Wiss. Verl. Trier.

7. Habich, Anke (2006): Sicherheits- und Gesundheitsschutz durch die Gestaltung von Nacht- und Schichtarbeit und die Rolle des Betriebsrates. Frankfurt am Main [u.a.]: Lang.

8. Hofmann, Irmgard (2010): Stress- und Burnoutprävention in der Pflege für die Aus-, Fort- und Weiterbildung / Irmgard Hofmann. 11. Aufl. Berlin: Cornelsen.

9. Killmer, Christel (1999): Burnout bei Krankenschwestern : Zusammenhänge zwischen beruflichen Belastungen, beruflichen Kontrollbestrebungen und dem Burnout-Phänomen / Christel Killmer. Münster: Lit.

10. Knauth, Peter; Rutenfranz, Joseph (1982): Schichtarbeit und Nachtarbeit. München: Bayer. Staatsministerium für Arbeit u. Sozialordnung.

11. Korczak, Dieter (2002): Ernährungszustand von Nachtschichtarbeitern / D. Korczak … Bremerhaven: Wirtschaftsverl. NW, Verl. für Neue Wiss.

12. Kröpelin, Tobias (2009): Gesundheitsrisiko Nacht-Schichtarbeit? Eine Analyse der gesundheitlichen und sozialen Folgen von Nacht-Schichtarbeit. Hamburg: Diplomica Verlag

13. Lopez, Hannelore (1984): Rauchen bei Kindern und Jugendlichen: empirische Untersuchungen. / Hannelore Lopez. Weinheim: Beltz.

14. Luecke-Markus, Swantje (2008): Arbeitszeit im Krankenhaus & Pflegedienst: Dienstpläne schreiben, Stellenbedarf errechnen, neue Arbeitszeitmodelle finden / Swantje Luecke-Markus. Seehausen am Staffelsee: Ifb-Verl. der Betriebsrat.

15. Oppolzer, Alfred (2010): Gesundheitsmanagement im Betrieb : Integration und Koordination menschengerechter Gestaltung der Arbeit / Alfred Oppolzer. Erweiterte. und aktualisierte Neuauflage Hamburg: VSA-Verl.

16. Petschelt, Judith (2008): Ernährung bei Schichtarbeit : Ernährungsempfehlungen für Schichtarbeitnehmer unter Berücksichtigung ihres Gesundheits- und Ernährungsstatus / Judith Petschelt. Saarbrücken: VDM Verlag Dr. Müller.

17. Rutenfranz, Joseph (1978): Arbeitsphysiologische Grundprobleme von Nacht- und Schichtarbeit / Joseph Rutenfranz. Opladen: Westdeutscher Verlag.

18. Sczesny, Cordula; Bundesanstalt für Arbeitsschutz und Arbeitsmedizin (2002): Gestaltung der Arbeitszeit im Krankenhaus. Dortmund: Bundesanstalt für Arbeitsschutz und Arbeitsmedizin (3. Aufl., unveränderter Nachdruck).

19. Klug, Christoph (2008): Wer schlecht schläft, stirbt früher: Untersuchung zur Nacht- und Schichtarbeit / ABZ, Offene Akademie; Hans-Böckler-Stiftung., 1. Aufl. [Gelsenkirchen]>: Ed. Offene Akad. im Arbeiterbildungszentrum.

20. Wüthrich, Peter (2003): Studie über die gesundheitlichen, sozialen und psychischen Auswirkungen der Nacht- und Schichtarbeit: Literaturanalyse, Vergleich verschiedener Schichtsysteme, Beurteilung der Corso-Studie und Handlungsempfehlungen / erarbeitet. im Auftrag des Schweizerischen Gewerkschaftsbundes von Peter Wüthrich. Bern: SGB.

10. Quellenverzeichnis

1. Bundesanstalt für Arbeitsschutz und Arbeitsmedizin (Hg.): Ratgeber zur Gefährdungsbeurteilung. Informationsdienst Wissenschaft. Pressemitteilung. Unter Mitarbeit von Jörg Feldmann. Online verfügbar unter http://idw-online.de/pages/de/news392201, zuletzt geprüft am 19.10.2010.

2. Heike Schambortski, Matthias Wilhelm: Arbeiten, wenn andere schlafen - schlafen, wenn andere arbeiten. Wie sich Schichtarbeit auf die Gesundheit auswirkt - und was man tun kann, um die Risiken zu begrenzen. Nachtarbeit. BGW, zuletzt geprüft am 12.05.2010.

3. Angerer, P. , Petru, R. 2010, Institut und Poliklinik für Arbeit-, Sozial und Umweltmedizin, Klinikum der Universität München, Somnologie 2010, · 14:88–97, DOI 10.1007/s11818-010-0462-0, Eingegangen: 9. Februar 2010, Angenommen: 12. April 2010, Online publiziert: 12. Mai 2010 Springer-Verlag 2010

4. www.gesetze-im-internet.de/bundesrecht/arbzg/gesamt.pdf

5. Gesundheit- soziales.nrw.verdi.de/gesundheitsschutz/1._praesentation_lange_arbeitszeiten.pdf, (Download 27.04.2010)

6. ddp/wissenschaft.de – Susanne Donner,08.08.2007

7. www.charite.de/**dgsm**/rat/schicht.html